全国高职高专临床医学专业"器官系统化课程"规划教材

（供临床医学、预防医学及口腔医学等专业用）

内分泌与代谢性疾病

主　　编　郭　兵　刘尚智

副 主 编　丁　浩　侯彦华

主　　审　李　斌（重庆市江津区中心医院）

编　　者（以姓氏笔画为序）

丁　浩（重庆医药高等专科学校）

刘　琳（四川中医药高等专科学校）

刘　静（楚雄医药高等专科学校）

刘尚智（四川中医药高等专科学校）

钟雪梅（重庆医药高等专科学校）

侯彦华（重庆医药高等专科学校）

段　芹（重庆医科大学附属第一医院第一分院）

郭　兵（重庆医药高等专科学校）

郭　强（重庆医药高等专科学校）

黄永华（楚雄市人民医院）

董　靖（重庆医药高等专科学校）

鲁　灵（重庆市江津区中心医院）

魏永平（重庆市陈家桥中心医院）

中国健康传媒集团

中国医药科技出版社

内容提要

本教材是全国高职高专临床医学专业"器官系统化课程"规划教材之一,系根据临床执业助理医师和全科医师教学大纲的基本要求和课程特点编写而成。本书分为上下两篇,上篇为内分泌与代谢性疾病诊疗技术基础,包括内分泌系统的形态学基础、激素的生理功能等内容;下篇为常见内分泌与代谢性疾病的诊断和治疗,包括腺垂体功能减退症、单纯性甲状腺肿等内容。本教材为书网融合教材,即纸质教材有机融合电子教材、教学配套资源(PPT等)、题库系统、数字化教学服务(在线教学、在线作业、在线考试)。

本书供高职高专院校临床医学、预防医学及口腔医学等专业使用。

图书在版编目(CIP)数据

内分泌与代谢性疾病/郭兵,刘尚智主编.—北京:中国医药科技出版社,2019.1
全国高职高专临床医学专业"器官系统化课程"规划教材
ISBN 978-7-5214-0612-2

Ⅰ.①内…　Ⅱ.①郭…　②刘…　Ⅲ.①内分泌病-诊疗-高等职业教育-教材　②代谢病-诊疗-高等职业教育-教材　Ⅳ.①R58

中国版本图书馆 CIP 数据核字(2018)第 275915 号

美术编辑　陈君杞
版式设计　友全图文

出版　**中国健康传媒集团** | 中国医药科技出版社
地址　北京市海淀区文慧园北路甲 22 号
邮编　100082
电话　发行:010-62227427　邮购:010-62236938
网址　www.cmstp.com
规格　889×1194mm $\frac{1}{16}$
印张　10 $\frac{1}{2}$
字数　219 千字
版次　2019 年 1 月第 1 版
印次　2023 年 1 月第 2 次印刷
印刷　北京市密东印刷有限公司
经销　全国各地新华书店
书号　ISBN 978-7-5214-0612-2
定价　**29.00 元**

数字化教材编委会

主　　编　郭　兵　刘尚智

副主编　丁　浩　侯彦华

主　　审　李　斌（重庆市江津区中心医院）

编　　者　（以姓氏笔画为序）

　　　　　丁　浩（重庆医药高等专科学校）

　　　　　刘　琳（四川中医药高等专科学校）

　　　　　刘　静（楚雄医药高等专科学校）

　　　　　刘尚智（四川中医药高等专科学校）

　　　　　钟雪梅（重庆医药高等专科学校）

　　　　　侯彦华（重庆医药高等专科学校）

　　　　　段　芹（重庆医科大学附属第一医院第一分院）

　　　　　郭　兵（重庆医药高等专科学校）

　　　　　郭　强（重庆医药高等专科学校）

　　　　　黄永华（楚雄市人民医院）

　　　　　董　靖（重庆医药高等专科学校）

　　　　　鲁　灵（重庆市江津区中心医院）

　　　　　魏永平（重庆市陈家桥中心医院）

出版说明

为深入贯彻落实国务院办公厅《关于深化医教协同进一步推进医学教学改革与发展的意见》（［2017］63号）《国家中长期教育改革发展规划纲要（2010－2020年）》和《教育部关于全面提高高等职业教育教学质量的若干意见》等文件精神，推动整合医学器官系统化课程改革，推进信息技术与职业教育融合，对接岗位需求，使教材内容与形式及呈现方式更加切合现代职业教育需求，以培养高素质技术技能型人才，在教育部、国家药品监督管理局的支持下，中国医药科技出版社组织全国十余所高职高专院校近100名专家、教师历时1年精心编撰了"全国高职高专临床医学专业'器官系统化课程'规划教材"，该套教材即将付梓出版。

本套教材按器官系统化纵向整合，全套共计13门，主要供临床医学、预防医学、口腔医学等专业教学使用。

本套教材定位清晰、特色鲜明，主要体现在以下方面。

一、整合课程，强调医学知识的整体性

本套教材为"器官系统化课程"规划教材，即人文社科与专业有机衔接，基础与临床结合，临床与预防结合。在内容设置上，实现基础医学知识与临床医学知识纵向贯通，在保持器官系统基础医学与临床医学完整性与科学性的基础上，减少低效的知识重复，培养学生从基础到临床的综合知识结构和以器官系统为主线的综合临床思维，实现医学生"早临床、多临床、反复临床"的目标。

二、定位准确，体现教改精神及职教特色

教材编写专业定位准确，职教特色鲜明，各学科的知识系统、实用。以高职高专临床医学专业的人才培养目标为导向，以职业能力的培养为根本，突出了"能力本位"和"就业导向"的特色，以满足岗位需要、学教需要、社会需要，满足培养高素质综合型人才的需要。

三、适应行业发展，与时俱进构建教材内容

教材内容紧密结合新时代行业要求和社会用人需求，与国家执业助理医师资格考试紧密对接，吸收临床医学发展的新知识、新技术、新方法，适当拓展知识面，为学生后续发展奠定了必要的基础。

四、遵循教材规律，注重"三基""五性"

遵循教材编写的规律，坚持理论知识"必需、够用"为度的原则，体现"三基""五性""三特

定"。结合高职高专教育模式发展中的多样性，在充分体现科学性、思想性、先进性的基础上，体现教材的器官系统化整合特色。

五、创新编写模式，增强教材可读性

体现"器官系统化整合"特色，编写模式上以案例导入引出正文内容，章下设置"学习目标""知识链接""考点提示"等模块，以培养学生理论联系实际以及分析问题和解决问题的能力，增强了教材的实用性和可读性，从而培养学生学习的积极性和主动性。

六、书网融合，使教与学更便捷、更轻松

全套教材为书网融合教材，即纸质教材与数字教材、配套教学资源、题库系统、数字化教学服务有机融合。通过"一书一码"的强关联，为读者提供全免费增值服务。按教材封底的提示激活教材后，读者可通过电脑、手机阅读电子教材和配套课程资源（PPT等），并可在线进行同步练习，实时反馈答案和解析。同时，读者也可以直接扫描书中二维码，阅读与教材内容关联的课程资源（"扫码学一学"，轻松学习PPT课件；"扫码练一练"，随时做题检测学习效果），从而丰富学习体验，使学习更便捷。教师可通过电脑在线创建课程，与学生互动，开展布置和批改作业、在线组织考试、讨论与答疑等教学活动，学生通过电脑、手机均可实现在线作业、在线考试，提升学习效率，使教与学更轻松。

编写出版本套高质量教材，得到了全国知名专家的精心指导和各有关院校领导与编者的大力支持，重庆医药高等专科学校在器官系统化课程改革实践中所积累的宝贵经验对本套教材的编写出版做出了重要的贡献，在此一并表示衷心感谢。出版发行本套教材，希望受到广大师生欢迎，并在教学中积极使用本套教材和提出宝贵意见，以便修订完善，共同打造精品教材，为促进我国高职高专临床医学专业教育教学改革和人才培养做出积极贡献。

中国医药科技出版社
2019 年 1 月

全国高职高专临床医学专业"器官系统化课程"规划教材

建设指导委员会

张爱荣（安庆医药高等专科学校）

罗　彬（重庆医药高等专科学校）

赵　冰（长春医学高等专科学校）

胡忠亚（安庆医药高等专科学校）

侯　枭（重庆医药高等专科学校）

郭　兵（重庆医药高等专科学校）

贺　伟（长春医学高等专科学校）

徐仁良（安庆医药高等专科学校附属医院）

凌　斌（重庆医药高等专科学校）

黄　琼（重庆医药高等专科学校）

崔　伟（长春医学高等专科学校）

谭　丽（重庆医药高等专科学校）

谭业辉（吉林大学第一医院）

前　言

　　随着医学科学的快速发展和我国医疗卫生服务重点的转移，传统的医学教育模式已难以适应现代医学发展的需求。为了适应医疗卫生工作重点向基层和社区转移的新医疗体制改革，我们依据国家执业助理医师资格考试大纲的要求，结合基层和社区医疗服务需求，打破传统的"以学科为中心"的教材建设模式，构建"系统化"医学教材，并应用于高等职业医药院校临床医学专业的教育改革中，以探索出一条创新型医学人才培养的新途径。

　　本教材在注重体现"三基""五性"的基础上，结合内分泌与代谢性疾病谱的变化和国家执业助理医师资格考试大纲，将内分泌与代谢性疾病诊疗技术相关的解剖、生理、病理、疾病的临床表现与诊疗技术综合起来，重组教材内容，实现功能与形态、微观与宏观、正常与异常、生理与病理等多种整合，加强学科间的联系，避免过多学科之间的重复和脱节，使基础与临床得到较好的结合，以提高学生综合分析问题和解决问题的能力。

　　本教材在内容的选取上，紧紧围绕行业需要、高等职业教育对理论知识学习的需要和国家执业助理医师资格考试大纲的要求来进行。本教材在内容的安排上，分为上篇内分泌与代谢性疾病诊疗技术基础和下篇常见内分泌与代谢性疾病的诊断和治疗。其中上篇包括内分泌系统的形态学基础，代谢与内分泌系统疾病常用辅助检查，代谢与内分泌系统疾病的治疗药物等。下篇主要包括：垂体功能减退症、糖尿病等。本教材在编写体例上，为了体现实用、系统、新颖，特别编写"案例导入"，以拓展学生的学习能力和临床思维能力，使学生掌握基础知识与临床学科知识间的内在联系，加深对临床知识的理解和掌握。

　　本教材编写力求科学、严谨、简单和实用，以满足高等职业教育临床医学专业教学所需，但由于编者水平和时间的限制，书中不足之处在所难免，敬请读者在使用中提出宝贵意见和建议。

编　者
2018 年 11 月

目　录

下篇　常见内分泌与代谢性疾病的诊断和治疗

上 篇

内分泌与代谢性疾病诊疗技术基础

第一章　内分泌系统的形态学基础

扫码"学一学"

学习目标

1. **掌握**　下丘脑、垂体、甲状腺、肾上腺、胰岛的解剖与组织结构，下丘脑两大神经内分泌系统。
2. **熟悉**　松果体、甲状旁腺的解剖与组织结构，下丘脑的分区。
3. **了解**　下丘脑的核团。
4. 具备辨识下丘脑、垂体、甲状腺、肾上腺、胰岛解剖位置及光镜读片的能力。

案例导入

患者，女，27 岁。备孕，但近半年来月经紊乱。另伴有头痛和视觉障碍。头部钝痛逐月加重。视力减退，视野受损。

查体：T 36.9℃，P 75 次／分，R 17 次／分，BP 110/70 mmHg，体重 50 kg，身高 160 cm。视力检查发现存在复视，视野检查提示偏盲性缺损。

辅助检查：孕检测试阴性。血液激素水平检测显示催乳激素水平升高。

问题：

1. 诊断及诊断依据是什么？
2. 治疗原则是什么？

第一节　下丘脑与垂体

一、下丘脑

(一) 下丘脑的解剖结构

下丘脑 (hypothalamus)，亦称丘脑下部，位于丘脑腹侧，两侧对称，构成第三脑室的底壁以及侧壁的下部。重约 4 g，体积小，但结构复杂，内部存在丰富的神经纤维联系，与中枢神经系统的其他部位（背侧丘脑、端脑、脑干、脊髓、垂体等）也存在广泛复杂的纤维联系。此外，下丘脑还通过神经－体液调节途径与诸多外周器官建立信息交流。因此，下丘脑是神经系统和内分泌系统的连接点（图 1-1）。

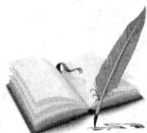

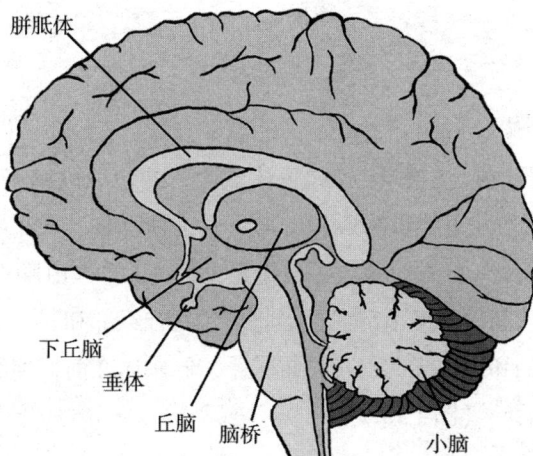

图 1-1 下丘脑、垂体的位置与形态（脑的正中矢状切面）

（二）下丘脑的分区与核团

从组织形态上看，下丘脑可视为一团室周灰质，为了便于对其中的细胞群（即核团）进行描述定位，可将下丘脑纵向分为三条带、横向分为四个区，即"三带四区"（表1-1）。"三带"即每侧下丘脑由内向外可分为三条带，即室周带、内侧带（亦称中间带）、外侧带。"四区"即头尾方向，下丘脑由前向后可分为视前区、视上区、结节区、乳头体区。

表 1-1 下丘脑"三带四区"的主要核团

	外侧带	内侧带	室周带
视前区	视前外侧区	视前内侧区	室周核 正中视前核
视上区	视交叉上核	下丘脑前区 室旁核 视交叉上核	视交叉上核
结节区	结节核	下丘脑背侧区 下丘脑背内侧核 下丘脑腹内侧核	漏斗核
乳头体区	下丘脑外侧区	乳头体核 下丘脑后区	

（三）下丘脑两大神经内分泌系统

下丘脑和垂体间既存在解剖上的结构延续，也存在以体液为中介的功能联系，从而形成了下丘脑-神经-内分泌系统，将神经系统和内分泌系统连接起来。该神经内分泌系统包括大细胞神经内分泌系统和小细胞神经内分泌系统两大类。

1. 大细胞神经内分泌系统 下丘脑视上核、室旁核的大细胞神经元发出神经纤维经垂体柄投射至神经垂体，组成了大细胞神经内分泌系统。这些大细胞神经元胞体较大，轴突很长，能够合成血管升压素（VP）和催产素（OT）。

2. 小细胞神经内分泌系统 下丘脑促垂体区（下丘脑内侧基底部）的神经元能够合成肽类激素，随后进入垂体门脉系统，到达腺垂体，调节腺垂体各种激素的分泌，因此称为小细胞神经内分泌系统。

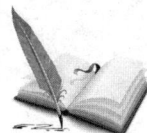

二、垂体

（一）垂体的解剖结构

垂体（hypophysis）位于颅骨蝶鞍构成的垂体窝内，外包以硬脑膜。卵圆形，长约 12 mm，宽约 8 mm，厚约 6 mm。新生儿垂体重约 0.1 g，成年后有所增加，成年男性垂体重 0.35 ~ 0.80 g，成年女性垂体重 0.45 ~ 0.90 g（妊娠时最大可增重至 1.5 g）。垂体由腺垂体和神经垂体两部分组成。腺垂体包括远侧部、中间部和结节部。神经垂体包括神经部和漏斗部，其中漏斗部是与下丘脑相连的部位，包括漏斗柄和正中隆起。按位置关系，腺垂体在前，神经垂体在后，故又将两者分别称为垂体前叶、垂体后叶（图 1-2）。

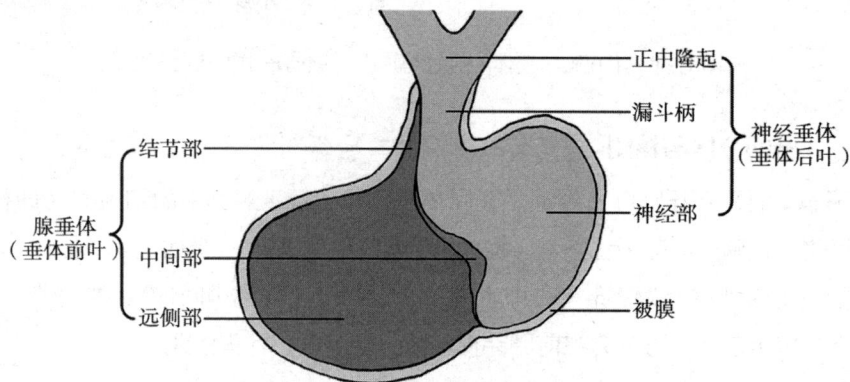

图 1-2 垂体示意图（矢状切面）

（二）垂体的组织结构

垂体表面包有结缔组织被膜，由前方的腺垂体和后方的神经垂体两部分组成。

1. 腺垂体

（1）远侧部 其腺细胞排列成团索状，也有少数围成小滤泡。有丰富的窦状毛细血管和少量结缔组织分布于细胞间。根据腺细胞在 HE 染色中的着色不同，可将其分为嗜酸性细胞、嗜碱性细胞和嫌色细胞三种。嗜酸性细胞分泌生长激素（GH）和催乳激素（PRL），嗜碱性细胞分泌促甲状腺激素（TSH）、卵泡刺激素（FSH）、黄体生成素（LH）和促肾上腺皮质激素（ACTH），嫌色细胞功能不详。

（2）中间部 纵行狭窄范围小，仅占垂体体积的 2%。由大小不等的滤泡及其周围的嗜碱性细胞和嫌色细胞构成。其中嗜碱性细胞可分泌促黑素（MSH）。

（3）结节部 包围在神经垂体的漏斗部周围。其腺细胞胞体较小，纵行排列于丰富的毛细血管间，主要是嫌色细胞，也有少量的嗜酸性、嗜碱性细胞。其中嗜碱性细胞能分泌促性腺激素。

2. 神经垂体 主要由无髓神经纤维和神经胶质细胞组成，含有丰富的窦状毛细血管。神经部的无髓神经纤维起源于下丘脑视上核和室旁核的神经内分泌细胞（即大细胞神经元），向下经漏斗进入神经垂体的神经部，终止于窦状毛细血管附近，构成了下丘脑-神经垂体束。

> **考点提示**
>
> 腺垂体可以分泌 7 种激素，神经垂体可以储存 2 种激素。

视上核和室旁核的神经内分泌细胞分泌的血管升压素和催产素，经轴浆运输到达并贮存于神经部。神经部的神经胶质细胞对神经纤维起支持和营养作用。

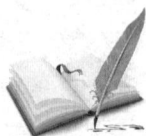

第二节 松果体

一、松果体的解剖结构

松果体（pineal body）又称松果腺，为一松果状椭圆小体，长 5~8 mm，宽 3~5 mm，厚约 4 mm，重 0.12~0.2 g，颜色灰红。位于背侧丘脑后上方，以细柄附于第三脑室顶的后部，通过颈上神经节接受来自交感神经传入纤维的投射。松果体于儿童期较发达，7 岁后趋于萎缩，及至成年则部分钙化形成脑砂（brain sand）。临床上可将 X 线片上脑砂位置的改变作为诊断颅内病变的参考。

二、松果体的组织结构

松果体表面包有软膜，软膜结缔组织伴随无髓神经纤维和血管伸入腺实质，将实质分为许多小叶。小叶主要由松果体细胞、神经胶质细胞和无髓神经纤维组成。其中松果体细胞为特化的分泌细胞，HE 染色显示其胞体圆形或不规则，核大，胞质少，呈弱嗜碱性；镀银染色显示其具有长短、粗细不一的突起；电镜下可见含氮激素分泌细胞的超微结构特点。

第三节 甲状腺与甲状旁腺

一、甲状腺

（一）甲状腺的解剖结构

1. 甲状腺的位置与形态 甲状腺（thyroid gland）是人体最大的内分泌腺，重 20~30 g。位于颈前部，对称分布于喉和气管的两侧，正常情况下做颈部检查时，不易看到或摸到。甲状腺呈"H"形，左右为两侧叶，中间以峡部相连。侧叶呈锥体形，贴附于喉下部和气管上部的侧面，上至甲状软骨中部，下至第 6 气管软骨环；峡部多位于第 2~4 气管软骨环的前方（图 1-3）。甲状腺形态可有变异，如少数人峡部缺如，约半数的人自峡部向上伸出一锥状叶，长者可达舌骨平面。临床急救进行气管切开时，应尽量避开甲状腺峡。

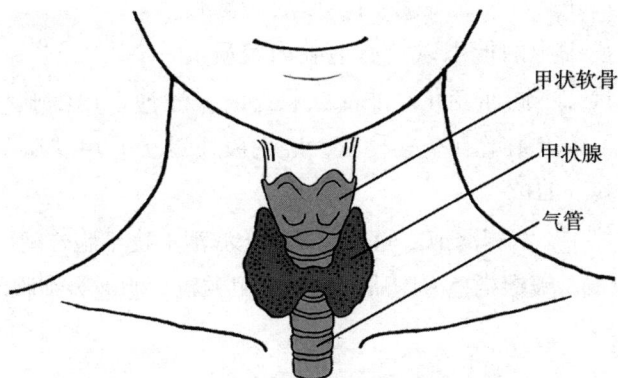

甲状软骨

甲状腺

气管

图 1-3 甲状腺的位置与形态

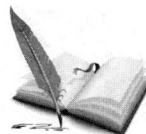

2. 甲状腺的被膜 甲状腺表面由两层被膜包裹。内层被膜是甲状腺的真被膜，称纤维囊，很薄，紧贴腺体并伸入腺实质内部，将腺体分隔为若干小叶；外层被膜是假被膜，实际上是来自颈深筋膜的气管前筋膜，称甲状腺鞘。由于外层被膜将甲状腺附着于气管和环状软骨上，左、右侧叶上极内侧的悬韧带又将甲状腺悬吊于环状软骨上，因此腺体得以固定于喉和气管壁，并在吞咽时随之上下移动。临床上常借此鉴别颈部肿块是否与甲状腺有关。两层被膜间是囊鞘间隙，内含疏松结缔组织、甲状腺的动、静脉及淋巴、神经和上、下甲状旁腺。手术时分离甲状腺应在此两层被膜间进行。

3. 甲状腺的血管 甲状腺具有丰富的血液供应，血流量可达 $4 \sim 6\ ml/(g \cdot min)$。血供主要来自两侧的甲状腺上动脉和下动脉。甲状腺上动脉为颈外动脉的第一支，沿喉侧下行至甲状腺上极，随后分为前、后支分别进入腺体的前、背面。甲状腺下动脉由锁骨下动脉分出，弓形弯过颈总动脉后方，随后分为数支进入甲状腺背面。手术时如果将甲状腺上、下动脉全部结扎并不会发生甲状腺及甲状旁腺缺血，是因为在其上、下动脉之间以及咽喉部、气管、食管的动脉分支之间还存在广泛的吻合支。甲状腺表面也具有丰富的静脉网，汇成上、中、下三组静脉干流出甲状腺。其中，上干与甲状腺上动脉伴行，中干常单行，两者均注入颈内动脉；下干数目较多，于气管前方注入无名静脉。

4. 甲状腺的淋巴引流 甲状腺的淋巴引流区域广泛而多向，可流入沿颈内静脉排列的颈深淋巴结、气管前、甲状腺峡上方的淋巴结以及气管旁、喉返神经周围的淋巴结。

5. 甲状腺的神经 甲状腺的神经支配主要为喉返神经和喉上神经。两者均起自迷走神经。其中支配声带运动的喉返神经行于气管、食管沟内，上行至甲状腺叶的背面，交错分布于甲状腺下动脉的分支之间。喉上神经则分为内、外两支，内支经甲状舌骨膜入喉，分布于喉黏膜，为感觉支；外支贴近甲状腺上动脉，下行至环甲肌，为运动支，使声带紧张。手术中处理甲状腺上、下动脉时，应注意避免损伤喉返及喉上神经。

（二）甲状腺的组织结构

甲状腺实质由几百万个大小不等的甲状腺滤泡及滤泡旁细胞组成。滤泡间富含有孔毛细血管，也有少量的结缔组织。

1. 甲状腺滤泡 甲状腺滤泡直径 $0.02 \sim 0.9\ mm$，大小不等，呈圆形、椭圆形或不规则形，由单层立方上皮细胞围成。这些滤泡上皮细胞能分泌一种含碘糖蛋白即甲状腺球蛋白（TG），并储存于滤泡腔内，形成嗜酸性的透明胶质。滤泡上皮细胞的形态以及滤泡腔内胶质的

> **考点提示**
> 甲状腺的滤泡上皮细胞能够合成、分泌甲状腺激素。

含量可随甲状腺功能状态不同而变化。非活跃状态时，滤泡上皮细胞呈扁平状，腔内胶质增多；而功能活跃时，细胞则增高呈矮柱状，腔内胶质减少。甲状腺的滤泡上皮细胞能够合成、分泌甲状腺激素（TH）。

2. 滤泡旁细胞 位于甲状腺滤泡之间，少量见于滤泡上皮细胞之间。胞体较大，卵圆形。HE 染色下胞质着色较浅，镀银染色下胞质内可见嗜银颗粒。滤泡旁细胞能分泌降钙素。

二、甲状旁腺

（一）甲状旁腺的解剖结构

甲状旁腺（parathyroid gland）为扁椭圆形小体，棕黄色或淡红色，表面有光泽，形状

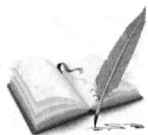

大小似黄豆，但存在个体和年龄差异（在小儿时期体积较大）。通常有上、下两对，均贴附于甲状腺侧叶后面、甲状腺两层被膜之间。上一对多位于甲状腺侧叶后面的上、中1/3交界处，下一对常位于甲状腺小动脉进入腺体处附近。有时甲状旁腺也可能埋入甲状腺组织内，从而使手术时不易寻找。

（二）甲状旁腺的组织结构

甲状旁腺的细胞呈索状或团状排列，包括主细胞和嗜酸性细胞两种。

1. 主细胞 数量最多，胞体较小，圆形或多边形，核圆，位居胞体中央，HE染色下胞质着色较浅。主细胞能分泌甲状旁腺激素（PTH）。

2. 嗜酸性细胞 数量较少，胞体较大（比主细胞大），HE染色下胞质着色深，呈强嗜酸性染色。该细胞在甲状旁腺内自青春期出现，随年龄逐渐增多，功能不明。

第四节 肾上腺

一、肾上腺的解剖结构

肾上腺（adrenal gland）（图1-4）为一对，左、右各一，各重约7g，位于腹膜后方、肾上端的内上方，与肾共同包于肾筋膜内。左、右肾上腺形态略有不同，左侧者稍大，近似半月形，右侧者呈三角形。腺体前面有一门，不甚显著，为血管、神经出入之处。

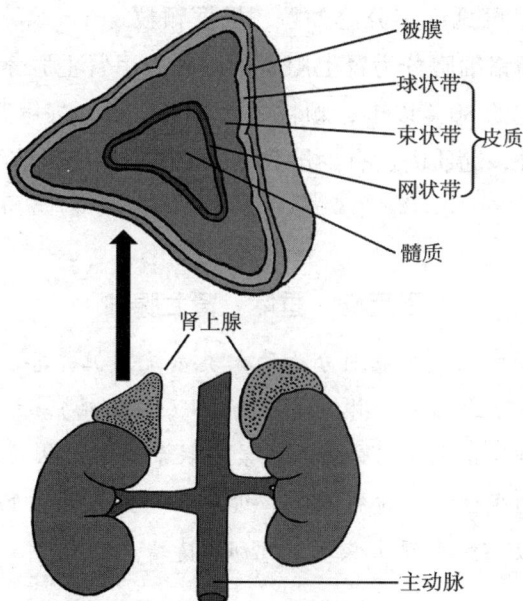

图1-4 肾上腺的位置与形态

二、肾上腺的组织结构

肾上腺实质由外周的皮质和中央的髓质共同构成。表面包有薄层结缔组织被膜。少量结缔组织伴随血管、淋巴管和神经伸入实质内构成了间质。

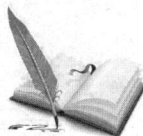

（一）皮质

肾上腺实质中，皮质所占体积比例很大（约80%）。可根据皮质细胞的形态特征和排列方式不同，由浅入深分为球状带、束状带和网状带。

1. 球状带 位于被膜下方，较薄，约占皮质的15%。细胞多聚成团球状，少数围成滤泡状。胞体较小，呈立方形或锥形。胞质较少，内含少量脂滴。胞核小染色深。可分泌盐皮质激素如醛固酮等，调节水盐平衡。

> **考点提示**
>
> 肾上腺皮质由浅入深分为球状带、束状带和网状带。

2. 束状带 位于皮质中间层，是皮质中最厚的部分，约占皮质的78%。细胞排列成单行或双行的条索状。胞体较大，呈多边形。核大而圆，着色浅。可分泌糖皮质激素（主要为皮质醇）和性激素，以前者为主。

3. 网状带 位于皮质最内层，是皮质中最薄的部分，仅占皮质的7%。细胞索在此带相互吻合成网状。胞体较小，胞质呈嗜酸性，胞核小，着色深。可分泌糖皮质激素和性激素，以后者为主。肾上腺分泌的性激素以雄激素为主，也分泌少量的雌激素。

（二）髓质

髓质主要由髓质细胞组成。髓质细胞排列成索状或团状。胞体呈多边形，胞质染色淡，胞核大而圆，有一明显的核仁。用含铬盐的固定液固定标本，则于胞质可见黄褐色的嗜铬颗粒，故髓质细胞常称嗜铬细胞。电镜下，嗜铬细胞胞质内明显可见许多分泌颗粒，根据颗粒所含物质的不同，可将嗜铬细胞分为肾上腺素细胞和去甲肾上腺素细胞两种。肾上腺素细胞数量多，约占髓质细胞的80%以上，颗粒内含肾上腺素；去甲肾上腺素细胞数量较少，内含去甲肾上腺素。此外，髓质内还有少量散在分布的交感神经节细胞。

> **考点提示**
>
> 嗜铬细胞分为肾上腺素细胞和去甲肾上腺素细胞两种。

📖知识链接

下丘脑－垂体－肾上腺轴

神经系统与内分泌系统虽然被划分为两大类系统，但并非互不相关。下丘脑、垂体、肾上腺三者构成了下丘脑－垂体－肾上腺轴（HPA轴）。该轴是神经内分泌系统的重要组成部分，将神经系统与内分泌系统紧密联系起来，从而对应激、免疫、消化、情绪、性行为等广泛的生理活动进行调控。近年来研究表明，肠道菌群失调亦可引起HPA轴的异常，从而使宿主表现出焦虑、抑郁的情绪。

第五节　胰　岛

一、胰岛的解剖结构

胰腺是人体第二大消化腺，重80~110 g，位置较深，于第1、2腰椎水平横贴腹后壁。呈长条形，色灰红。可分为头、体、尾三部分，其中胰头较大，被十二指肠所包绕。胰腺

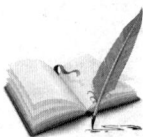

实质内有一条胰管横贯其全长，与胆总管汇合成肝胰壶腹，开口于十二指肠大乳头。

根据细胞组成和功能的不同，胰腺可分为外分泌部和内分泌部两部分。外分泌部分泌胰液，是消化道内最重要的消化液。而内分泌部即胰岛（pancreatic islets），实为散在分布于胰腺内的球形细胞团，数目众多（100 万～200 万个），形状、大小不一（直径 75～500 μm），胰尾较多。胰岛主要分泌胰岛素和胰高血糖素，参与血糖代谢调节。

二、胰岛的组织结构

胰岛由内分泌细胞组成，细胞间富含有孔毛细血管。人胰岛细胞按形态和所分泌激素的不同，可分为 A、B、D 和 PP 细胞。这四种细胞主要通过免疫组织化学法进行鉴别，HE 染色不易区分。

1. A 细胞　又称 α 细胞，占胰岛细胞总数的 20%～25%，多位于胰岛周边部。胞体较大，分泌胰高血糖素（glucagon）。

2. B 细胞　又称 β 细胞，占胰岛细胞总数的 60%～70%，多位于胰岛中央部。胞体较小，分泌胰岛素（insulin）。

3. D 细胞　又称 δ 细胞、丁细胞，约占胰岛细胞总数的 5%，散在分布于 A、B 细胞之间，并紧贴于 A、B 细胞。分泌生长抑素。

4. PP 细胞　数量很少，主要分布于胰岛周边部，还可见于外分泌部的导管上皮内及腺泡细胞之间。分泌胰多肽。

> **考点提示**
>
> 胰腺分为外分泌部和内分泌部，内分泌部即胰岛，主要分泌胰岛素和胰高血糖素。

本章小结

内分泌系统包括各种内分泌腺（如下丘脑、垂体、松果体、甲状腺、甲状旁腺、肾上腺、胰岛等）以及散在分布于其他器官内的内分泌细胞。与外分泌腺不同，内分泌腺分泌激素的过程并无导管结构参与，又称无管腺。内分泌腺和内分泌细胞通过合成、分泌激素来调节机体新陈代谢、生长、发育、生殖、衰老等过程。内分泌系统与神经系统、免疫系统协同作用，组成神经－内分泌－免疫网络，共同调节和维持机体内环境的稳态。

目标检测

一、选择题

1. 下列激素中，不属于腺垂体分泌的是

　A. 生长素　　　　　　B. 抗利尿激素

　C. 促甲状腺激素　　　D. 卵泡刺激素

　E. 催乳素

2. 合成血管升压素的部位是

扫码"练一练"

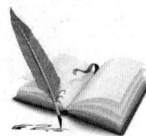

A. 神经垂体   B. 下丘脑视上核和室旁核

C. 腺垂体   D. 下丘脑 – 垂体束

E. 下丘脑促垂体区

3. 下丘脑按头尾方向可分为"四区"，依次为

    A. 视前区、视上区、结节区、乳头体区

    B. 视前区、视上区、乳头体区、结节区

    C. 乳头体区、结节区、视上区、视前区

    D. 乳头体区、结节区、视前区、视上区

    E. 以上都不对

4. 下列关于甲状旁腺的描述，错误的是

    A. 通常有上、下两对

    B. 贴附于甲状腺侧叶后面、甲状腺两层被膜之间

    C. 有时也可能埋入甲状腺组织内

    D. 包括主细胞和嗜酸性细胞两种

    E. 甲状旁腺激素由嗜酸性细胞分泌

5. 下列关于下丘脑两大神经内分泌系统的描述，错误的是

    A. 包括大细胞神经内分泌系统和小细胞神经内分泌系统

    B. 大细胞神经内分泌系统由下丘脑视上核、室旁核的神经元发出纤维投射至神经垂体

    C. 小细胞神经内分泌系统能够合成血管升压素和催产素

    D. 小细胞神经内分泌系统能够调节腺垂体各种激素的分泌

    E. 下丘脑和垂体之间在解剖与功能上均有联系

6. 肾上腺皮质的球状带、束状带、网状带分泌的激素分别是

    A. 糖皮质激素、盐皮质激素、雌激素

    B. 盐皮质激素、糖皮质激素、雄激素

    C. 肾上腺素、去甲肾上腺素、雄激素

    D. 盐皮质激素、糖皮质激素、肾上腺素

    E. 以上都不对

7. 下列关于甲状腺滤泡的描述，错误的是

    A. 上皮内有滤泡旁细胞

    B. 滤泡上皮细胞合成的物质贮存于滤泡腔

    C. 滤泡大小不一

    D. 滤泡上皮细胞的形态可随甲状腺功能状态不同而变化

    E. 滤泡上皮细胞有单层和复层两种

8. 下列关于松果体的描述，错误的是

    A. 位于腹侧丘脑后上方

    B. 以细柄附于第三脑室顶的后部

    C. 松果体细胞为特化的分泌细胞

    D. 松果体于儿童期较发达

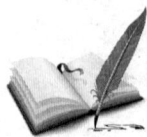

E. 临床上可将 X 线片上脑砂位置的改变用作诊断颅内病变的参考

9. 下列关于肾上腺的描述，错误的是

    A. 肾上腺实质中，皮质所占体积比例很小

    B. 束状带位于皮质中间层

    C. 网状带是皮质中最厚的部分

    D. 髓质内可见少量散在分布的交感神经节细胞

    E. 髓质细胞胞质内含有嗜铬性的颗粒

10. 下列关于胰岛的描述，错误的是

    A. 胰腺的内分泌部即胰岛

    B. 为散在分布于胰腺内的细胞团

    C. 可分为 A、B、D 和 PP 细胞

    D. 由 D 细胞分泌生长抑素

    E. 由 A 细胞分泌胰岛素

二、思考题

简述甲状腺的位置和形态。

（郭 强）

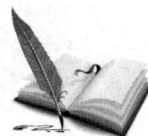

第二章　激素的生理功能

扫码"学一学"

案例导入

患者，女，34 岁。会计，大学毕业，因怕热、多汗、多食、消瘦 5 年余，胸闷、心悸 1 个月余入院诊治。

患者自 5 年前始觉乏力、怕热、多汗、有时心悸。气促、多食易饥，每餐 200～250 g，每日进 4～5 餐；随后开始失眠，性情急躁，激动时全身发抖。1 个月前劳动时胸闷、气急、心悸，无心前区痛。

问题：

1. 诊断及诊断依据是什么？

2. 治疗原则是什么？

第一节　下丘脑与垂体的激素

下丘脑是神经内分泌中心，通过下丘脑与垂体之间的联系，将神经调节与体液调节融为一体。下丘脑参与对体温、摄食、生殖、水电解质平衡和内分泌活动等的调节，是皮质下调节内脏活动的高级中枢；下丘脑通过与边缘系统的联系，参与对情绪活动的调节。此外，视交叉上核与人类昼夜节律有关，调节人类的昼夜节律。

一、下丘脑与垂体的功能联系

下丘脑与垂体有密切的联系，分别构成下丘脑－腺垂体系统和下丘脑－神经垂体系统。

（一）下丘脑－腺垂体系统

下丘脑与腺垂体之间通过垂体－门脉系统发生功能联系。垂体－门脉系统始于下丘脑正中隆起的初级毛细血管网，然后汇集成几条小血管下行，经垂体柄进入腺垂体，再形成次级毛细血管网，构成下丘脑－腺垂体轴。

下丘脑基底部"促垂体区"的神经元（又称为下丘脑肽能神经元）能合成至少 9 种调节性

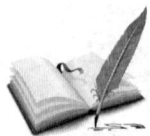

多肽，调节腺垂体的内分泌活动（表2-1）。下丘脑肽能神经元的活动受高位中枢和外周传入信息的影响。

表2-1 下丘脑调节性多肽的种类和主要作用

种类	缩写	主要作用
促肾上腺皮质激素释放激素	CRH	促进促肾上腺皮质激素的分泌
促性腺激素释放激素	GnRH	促进黄体生成素、卵泡刺激素释放
促甲状腺激素释放激素	TRH	促进促甲状腺激素的释放
生长素释放激素	GHRH	促进生长激素的释放
生长抑素	GHRIH	抑制生长激素的释放
催乳素释放肽	PRF	促进催乳素的释放
催乳素释放抑制因子	PIH	抑制催乳素的释放
促黑激素释放因子	MRF	促进促黑激素的释放
促黑激素抑制因子	MIF	抑制促黑激素的释放

（二）下丘脑-神经垂体系统

下丘脑与神经垂体之间有着直接的神经联系。下丘脑视上核和室旁核神经元的轴突下行到神经垂体，构成下丘脑-垂体束（图2-1）。视上核和室旁核神经元合成和分泌的抗利尿激素和催产素，通过下丘脑-垂体束的轴浆运输到神经垂体贮存。当机体需要时，这两种激素由神经垂体释放入血，构成了下丘脑-神经垂体系统。

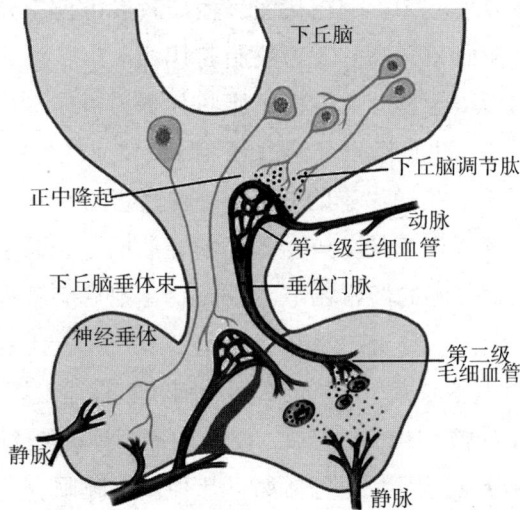

图2-1 下丘脑与垂体功能联系示意图

二、腺垂体分泌的激素

腺垂体能够分泌七种激素，生长激素、催乳素、促黑激素直接作用于靶细胞或靶组织；促甲状腺激素、促肾上腺皮质激素、促卵泡激素与黄体生成素可特异性作用于各自的靶腺而发挥调节作用，因此统称为"促激素"。

（一）生长激素

生长激素（GH）是腺垂体中含量最多的激素，人生长激素由191个氨基酸组成，其结

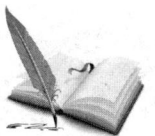

构与人催乳素近似，故生长素有弱泌乳始动作用。近年来，利用 DNA 重组技术已能大量生产，供临床使用。

在安静、空腹的情况下，成年人血中生长激素水平不足 3 μg/L，女性稍高于男性，但也不超过 10 μg/L。儿童血清中生长激素浓度高于成年人。人的一生中，青年期生长激素分泌率最高，随着年龄的增长，分泌量逐渐减少。肝和肾是生长激素降解的主要部位。

1. 生长激素的主要生理作用

（1）促进机体生长　生长激素能促进机体各组织器官的生长、发育和物质代谢，尤其是对骨骼、肌肉及内脏器官的作用最为显著。临床上所见，人幼年时期如果缺乏生长激素，将出现生长停滞，身材矮小，但智力正常，称为侏儒症；如果幼年时生长激素分泌过多，身材过于高大，导致巨人症。成年后如果生长激素分泌过多，因骨骺已钙化闭合，长骨不再增长，可刺激手脚肢端短骨、面骨及内脏器官生长异常，出现手足粗大、鼻大唇厚等表现，称为肢端肥大症。

生长激素对人体生长过程并无直接作用，而是由于生长激素可以促进肝、肾产生生长激素介质。生长激素介质可以作用于软骨，促进硫酸盐、氨基酸进入软骨细胞，加速蛋白质的合成，使软骨生长骨化、长骨变长。生长激素介质对肌肉等组织也有类似作用，但对脑组织的生长发育无影响。若蛋白缺乏时，生长激素不能刺激生长激素介质的生成，故营养不良的儿童生长迟缓。

（2）调节物质代谢　生长激素对代谢的影响较为广泛，主要表现为三个方面。①影响蛋白质代谢。生长激素能促进氨基酸进入细胞，并可加速 DNA 和 RNA 的合成，从而促进蛋白质合成，抑制蛋白质分解。②影响糖代谢。生长激素可抑制外周组织摄取和利用葡萄糖，减少葡萄糖的消耗，使血糖升高。③影响脂肪代谢。生长激素能加速脂肪的分解，增强脂肪酸氧化，使组织的脂肪含量减少。由于脂肪分解为机体提供了能量，所以减少了糖的利用，使血糖升高。因此，生长激素分泌过量可导致"垂体性糖尿病"。

2. 生长激素的分泌调节　生长激素的分泌受多种因素的调节。

（1）下丘脑的调节　生长激素的分泌受下丘脑释放的生长激素释放激素和生长抑素的双重调节。前者是生长激素分泌的经常调节者，而后者则在应激等刺激引起生长激素分泌过多时，才显著抑制生长激素的分泌。

（2）反馈调节　GH 和其他激素一样，也对下丘脑和腺垂体发挥负反馈调节作用。实验证明，不仅 GH 能反馈抑制下丘脑 GHRH 的释放，而且 GHRH 对其自身释放也有负反馈调节作用。

此外，影响生长激素分泌的因素还包括如下几种。①睡眠，人在觉醒状态下生长激素分泌较少，慢波睡眠时生长激素分泌明显增加，快波睡眠时分泌减少。②物质代谢因素，低血糖时可刺激生长激素分泌，血液中脂肪酸和氨基酸增多时，也可引起生长激素的分泌；在饥饿、运动或应激状态下，生长激素的分泌也会增加。③某些激素也能刺激生长激素分泌，如甲状腺激素、雌性激素、睾酮等。

（二）催乳素

催乳素（PRL）是含 199 个氨基酸残基的多肽，生理作用主要如下。

1. 对乳腺的作用　促进乳腺发育，引起并维持泌乳。女性青春期乳腺的发育主要是由于雌激素的刺激，糖皮质激素、生长激素、孕激素也有一定协同作用。在妊娠期，催乳素、雌激素和孕激素分泌增加，使乳腺进一步发育成熟并具备泌乳能力，但不出现泌乳，这是

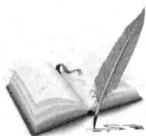

由于血中雌激素与孕激素浓度较高，与催乳素竞争受体的缘故。分娩后，血液中雌激素、孕激素水平明显降低后，催乳素才能与乳腺细胞受体结合，发挥启动和维持泌乳的作用。

2. 对性腺的作用　在女性，小剂量催乳素促进排卵和黄体的生成，促进雌激素和孕激素的合成和分泌，大剂量时则有抑制作用。在男性，催乳素可以促进前列腺和精囊的生长，促进睾酮的合成，对生精过程有调节作用。

3. 参与应激反应　人体处于应激状态下，催乳素的分泌可以明显增高，与促肾上腺皮质激素和生长激素的分泌增加同时出现，可见催乳素也参与应激反应。

此外，PRL 也参与免疫、生长发育及物质代谢的调节。

（三）促黑激素

MSH 的主要生理作用是刺激黑色素细胞，使细胞内的酪氨酸转化为黑色素，同时使黑色素颗粒在细胞内散开，使皮肤、虹膜和毛发等颜色变深。

（四）促激素

1. 促甲状腺激素（TSH）　TSH 的生理作用主要是促进甲状腺滤泡细胞的增生和甲状腺激素的合成。

2. 促肾上腺皮质激素（ACTH）　ACTH 的生理作用主要是促进肾上腺皮质增生和糖皮质激素的合成与释放。

正常人 ACTH 在血液中的浓度很低，具有明显的昼夜节律性波动，入睡时分泌逐渐减少，午夜最低，以后逐渐增多，清晨觉醒，起床前达最高峰。白天维持较低水平。夜间工作白天睡觉的人，这种节律性可颠倒。

3. 促性腺激素　促性腺激素包括促卵泡激素（FSH）和黄体生成素（LH）两种。人血液中促性腺激素的水平，在青春期前较低。青春期在下丘脑 GnRH 的刺激下，分泌量显著增多。成年女子血液中的 FSH 和 LH 水平，与月经周期变化有明显关系。

TSH、ACTH、FSH 和 LH，其靶腺分别是甲状腺、肾上腺皮质、性腺、性腺。这 4 种激素可促进靶腺的生长发育，促进靶腺激素的合成和分泌，故称为促激素。

三、神经垂体激素

神经垂体本身不能合成激素，只是贮存和释放下丘脑视上核和室旁核分泌的抗利尿激素和催产素。

（一）抗利尿激素（ADH）

ADH 主要能促进肾远曲小管和集合管上皮细胞对水的重吸收而发挥抗利尿作用，大剂量的抗利尿激素，可引起皮肤，肌肉和内脏的血管收缩，使血压升高，故又称血管升压素（VP）。生理浓度下，抗利尿作用十分明显，几乎没有收缩血管而致血压升高的作用。在大失血情况下，ADH 释放量明显增多，才具有缩血管作用，对提升和维持动脉血压起重要作用。临床上将大剂量 ADH 作为内脏出血时的紧急止血剂。

（二）催产素

催产素又称缩宫素（OT）其主要生理作用是在分娩期刺激子宫收缩和在哺乳期促进乳汁排出。

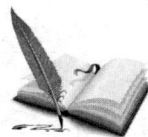

1. 对乳腺的作用　当婴儿吸吮乳头时，可反射性引起 OT 释放入血；OT 使乳腺腺泡周围的肌上皮细胞收缩，腺泡内压力增高，促使乳汁射出，即射乳反射。同时 OT 也有营养乳腺的作用，使哺乳期的乳腺保持丰满。

2. 对子宫的作用　催产素对非孕子宫的作用较弱，而对妊娠子宫的作用较强。在分娩过程中，胎儿刺激子宫颈可反射性地引起催产素分泌增加，促使子宫收缩加强，有助于分娩。临床上可用催产素催生以及防治产后出血。

四、下丘脑 - 腺垂体 - 靶腺之间的调节

下丘脑激素调节腺垂体激素的分泌，腺垂体激素调节靶腺激素的分泌，反过来靶腺激素对下丘脑、腺垂体激素的分泌也起调节作用，下丘脑、腺垂体、靶腺间存在的这种关系称反馈调节作用。反馈调节作用分为两种类型。

1. 负反馈调节　下丘脑、垂体激素兴奋靶腺激素的分泌，当血中靶腺激素增多时，反过来抑制下丘脑、垂体激素的分泌。这种相互关系称为负反馈作用。主要见于下丘脑 - 腺垂体 - 甲状腺轴、下丘脑 - 腺垂体 - 肾上腺轴、下丘脑 - 腺垂体 - 性腺轴及腺垂体激素与相应的下丘脑释放激素之间的调节。生理状态下，下丘脑之释放激素，腺垂体促激素及周围激素处于相对平衡，形成上面提及的下丘脑 - 腺垂体 - 靶腺轴，一般均以负反馈为主，恰当的调节满足机体对激素的需要。

2. 正反馈调节　与负反馈调节相反，当血中靶腺激素浓度增高时兴奋下丘脑、垂体相应促激素的分泌，这种调节仅见于性激素和下丘脑 - 腺垂体 - 促性腺激素之间的调节，女性排卵过程便是正反馈的结果。

第二节　松果体的激素

松果体细胞分泌的激素主要有褪黑素（MLT）和 8 - 精缩宫素等肽类激素。MLT 对哺乳动物最明显的作用是抑制下丘脑 - 腺垂体 - 性腺轴和下丘脑 - 腺垂体 - 甲状腺轴的活动。切除幼年动物的松果体，出现性早熟，性腺与甲状腺的重量增加，功能活动增加。人类的松果体具有抗生殖、防止性早熟的作用。正常妇女血中 MLT 在月经周期的排卵前最低，随后在黄体期逐渐升高，月经来潮时达顶峰，表明妇女月经周期的节律与松果体活动的节律有关。肽类激素也能抑制性腺发育，抗生殖作用更强。

第三节　甲状腺和甲状旁腺的内分泌

一、甲状腺的内分泌

（一）甲状腺激素的合成与代谢

甲状腺分泌的激素总称甲状腺激素（TH），主要有两种，一种是四碘甲腺原氨酸（T_4）；另一种是三碘甲腺原氨酸（T_3），是酪氨酸的碘化物。血液中 T_4 的含量较 T_3 多，大

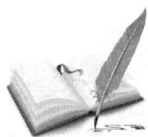

约占总量的90%，但T_3的生物学活性较T_4强约5倍，是甲状腺激素发挥生理作用的主要形式。

合成甲状腺激素的主要原料是碘和甲状腺球蛋白。机体所需要的碘主要来源于食物。因此，各种原因的碘缺乏，都可导致甲状腺激素合成减少，从而影响甲状腺的功能。

1. 甲状腺激素的合成

（1）甲状腺腺泡的聚碘与碘的活化　　人体每天从饮食中摄取的碘1/3被甲状腺摄取，甲状腺从血浆中摄取碘的能力极强。临床上可采用测定甲状腺摄取放射性碘的能力来判断甲状腺的功能。由腺泡上皮细胞摄取的碘并不能直接与酪氨酸结合，首先需要在过氧化酶作用下氧化成具有活性的碘，这一过程称为碘的活化。

（2）酪氨酸碘化　　活化后的碘取代甲状腺球蛋白的酪氨酸残基上的氢原子，生成单碘酪氨酸（MIT）和双碘酪氨酸（DIT），这一过程称为酪氨酸碘化。

（3）甲状腺激素的合成　　酪氨酸碘化后先形成单碘酪氨酸残基（MIT）和双碘酪氨酸残基（DIT）然后再两两耦联合成T_3和T_4。以上碘的活化、酪氨酸碘化以及耦联过程都是在同一过氧化酶系催化下完成的。临床上，能够抑制此酶活性的药物，如硫尿嘧啶类药物，有阻断T_4与T_3合成的作用，可用于治疗甲状腺功能亢进。

2. 甲状腺激素的贮存、释放、运输与代谢　　甲状腺激素合成后，与甲状腺球蛋白分子结合，以胶质的形式贮存在腺泡腔中，贮存量大致可供人体利用2~3个月。甲状腺受到适宜刺激时，腺泡上皮细胞通过吞饮作用将腺泡腔内的甲状腺球蛋白吞入细胞内，与溶酶体融合形成吞噬体。在溶酶体蛋白水解酶的作用下，T_4与T_3从甲状腺球蛋白分子中水解，并迅速进入血液。T_4与T_3释放进入血液后，99%以上和血浆蛋白结合，呈游离状态的少于1%，但只有游离型激素才能进入组织细胞发挥作用。结合型与游离型之间可以互相转换，使游离型激素在血液中保持一定浓度。T_3主要以游离型存在，临床上可通过测定血液中T_4与T_3的含量了解甲状腺的功能。

（二）甲状腺激素的生理作用

甲状腺激素的主要作用是促进物质代谢与能量代谢、促进生长发育，对心血管系统、神经系统等都有影响。

1. 对代谢的影响

（1）对能量代谢的影响　　甲状腺激素可提高大多数组织的耗氧量，提高能量代谢水平，具有显著的生热效应，使基础代谢率增高。因此，甲状腺功能亢进的病人，因产热量增多而喜凉怕热、多汗，基础代谢率明显升高；甲状腺功能减退的病人，因产热量减少而喜热畏寒，基础代谢率降低。

（2）对物质代谢的影响　　甲状腺激素对三大营养物质的合成与分解均有影响。①影响蛋白质代谢。生理剂量的甲状腺激素能促进蛋白质合成，有利于机体的生长发育。如果甲状腺激素分泌过多，则加速蛋白质分解，特别是骨和骨骼肌的蛋白质分解，导致血钙升高、骨质疏松、肌肉消瘦和肌无力。如果甲状腺激素分泌不足，则蛋白质合成障碍，组织间的黏蛋白增多，结合大量的正离子和水分子，引起一种特殊的、指压不凹陷的水肿，称为黏液性水肿。②影响糖代谢。甲状腺激素能促进小肠黏膜对葡萄糖的吸收，促进肝糖原分解，

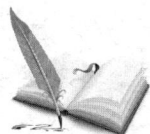

抑制肝糖原合成，并能增强肾上腺素、胰高血糖素、生长激素等激素的升血糖作用，使血糖升高；同时也促进外周组织对葡萄糖的利用使血糖降低，但升高血糖的作用较强，因此，甲状腺功能亢进时常有血糖升高，甚至出现糖尿。③影响脂肪代谢。甲状腺激素既能促进脂肪和胆固醇的合成，又能加速脂肪的动员、分解，促进胆固醇降解，但总的效应是分解大于合成。因此，甲状腺功能亢进患者血中胆固醇含量低于正常；反之，甲状腺功能减退者血中胆固醇含量升高。

2. 对生长发育的影响　甲状腺激素是促进人体正常生长、发育不可缺少的激素，特别是对婴儿脑和长骨的发育尤为重要，这一作用在出生后最初的 4 个月内最为明显，人类胎儿生长发育 11 周之前的甲状腺不具备浓集碘和合成 TH 的能力，因此这一阶段胎儿生长发育所需要的 TH 必须由母体提供。在胚胎时期由于缺碘导致甲状腺激素合成不足或出生后甲状腺功能低下，可导致脑和长骨的发育明显障碍，表现为智力低下，身材矮小，称为呆小症（克汀病）。缺碘地区的孕妇尤其需要适时补充碘，保证足够的 TH 合成，以减少呆小症的发病率。治疗呆小症的关键是在出生后 3 个月以前补充甲状腺激素。

考点提示

　侏儒症是缺乏生长激素引起的；呆小症是缺乏甲状腺激素引起的。

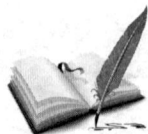

3. 其他作用　TH 能提高中枢神经系统的兴奋性。因此，甲状腺功能亢进的患者常有烦躁不安、多言多动、喜怒无常、失眠多梦等症状；甲状腺功能减退的病人则有言行迟缓、记忆力减退、表情淡漠、少动嗜睡等表现。TH 还可直接作用于心肌，使心脏活动增强。甲状腺功能亢进的病人，心肌收缩力增强，心率加快，心输出量增加，同时，由于组织耗氧量增多，致使小血管扩张，外周阻力下降，故血压变化的特点是收缩压升高，舒张压正常或稍低，脉压增大。TH 可使胃肠蠕动增强、消化腺分泌增加。甲亢患者可出现食欲增强、胃肠蠕动加速、胃排空加快、肠道吸收减少、腹泻；甲低时，可出现腹胀和便秘。

（三）甲状腺功能的调节

甲状腺的分泌功能主要受下丘脑 - 腺垂体 - 甲状腺轴的调节，此外，还可根据碘的供应进行一定程度的自身调节，神经调节也可以影响其分泌活动。

1. 下丘脑 - 腺垂体 - 甲状腺轴的调节　下丘脑分泌的 TRH。通过垂体门脉系统，作用于腺垂体，促进 TSH 的合成和释放。在整体情况下，下丘脑神经元可受内外环境因素的影响而改变 TRH 的分泌量，从而影响甲状腺的功能。例如，在寒冷的刺激到达中枢后，通过一定的神经联系促使 TRH 释放量增多，继而通过 TSH 的作用促进 TH 的分泌，结果产热量增加，有利于人体抵御寒冷（图 2-2）。

TSH 作用于甲状腺，除了刺激甲状腺激素的合成与分泌，还能促进甲状腺腺泡细胞核酸与蛋白质的合成，使腺泡细胞增生，腺体增大。当血中甲状腺激素浓度升高时，可反馈性地抑制 TSH 和 TRH 的分泌，继而使甲状腺激素的释放减少。这种负反馈作用是体内甲状腺激素浓度维持生理水平的重要机制。

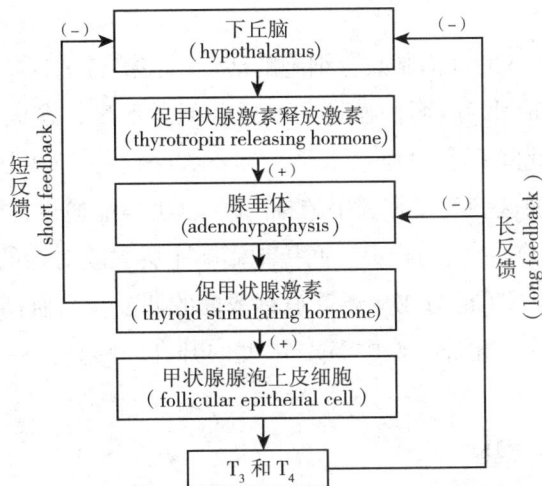

图 2 - 2 下丘脑 - 腺垂体 - 甲状腺轴的调节

2. 甲状腺的自身调节 当饮食中碘含量不足时，甲状腺摄取碘的能力增强，使甲状腺激素的合成与释放不致因碘供应不足而减少。相反，当饮食中碘过多时，甲状腺对碘的摄取减少，甲状腺激素的合成也不致过多，这是一种有限度的、缓慢的自身调节。

3. 自主神经对甲状腺活动的影响 甲状腺受自主神经的支配。交感神经兴奋时可促使甲状腺激素分泌增加；副交感神经兴奋时则使甲状腺激素的分泌减少。

二、甲状旁腺的内分泌

（一）甲状旁腺激素

甲状旁腺分泌甲状旁腺激素（PTH），甲状旁腺激素是由 84 个氨基酸残基组成的多肽，主要生理作用是升高血钙和降低血磷。正常人血浆中 PTH 浓度呈昼夜节律，其波动范围为 $10 \sim 50ng/L$，清晨 6 时最高，以后逐渐下降，直至下午 4 时最低，以后又逐渐升高。

1. 甲状旁腺激素的生理作用 甲状旁腺激素是体内调节血钙浓度的最主要激素。

（1）对骨的作用 PTH 能影响骨组织内贮存钙与血浆游离钙的动态平衡，加强溶骨过程，动员骨钙入血，使血钙浓度升高。血钙是维持神经、肌肉正常兴奋性的必要物质。临床上进行甲状腺手术时，若不慎误将甲状旁腺摘除，可引起严重的低血钙，导致手足搐搦，严重时可因呼吸肌痉挛而窒息。

（2）对肾的作用 PTH 能促进肾远曲小管对钙的重吸收，使尿钙减少，血钙升高。同时还能抑制近球小管对磷的重吸收，使尿磷增多，血磷降低。

此外，甲状旁腺激素对肾的另一重要作用是激活 1,25 - 羟化酶，使无活性的 $25 - OH - D_3$ 转变为有活性的 $1,25 - (OH)_2 - D_3$，后者可促进小肠对钙的吸收，使血钙升高。

2. 甲状旁腺激素分泌的调节 血钙浓度是调节 PTH 分泌的最主要因素。血钙浓度降低时 PTH 分泌增加；反之，PTH 分泌减少，这种负反馈调节作用是人体 PTH 分泌和血钙浓度维持相对稳定的重要机制。如果长期缺钙，会引起甲状旁腺增生。

（二）降钙素

甲状腺 C 细胞分泌的降钙素（CT）是由 32 个氨基酸残基组成的肽类激素。正常人血清 CT 浓度为 $10 \sim 20 ng/L$。降钙素的主要作用是降低血钙和血磷，其主要受体主要分布在

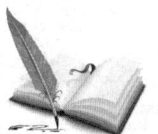

骨和肾。

1. 降钙素的生理作用 CT可抑制破骨细胞的活动,使溶骨过程减弱,同时能加强成骨过程,增加钙、磷在骨的沉积,因而使血钙和血磷降低。不过,在成年人,由于溶骨过程所能提供的钙非常少,因此降钙素对血钙水平影响不大。此外,CT还能抑制肾小管对钙、磷、钠及氯的重吸收,增加这些离子在尿中的排出量。CT也能通过抑制肾脏的1,25-羟化酶,从而抑制1,25-$(OH)_2$-D_3的合成,间接地影响小肠黏膜对钙的吸收,降低血钙。

2. 降钙素分泌的调节 CT的分泌主要受血钙浓度的调节。当血钙浓度升高时,降钙素分泌增多,反之则分泌减少。此外,血中Mg^{2+}浓度的升高、胰高血糖素和某些胃肠道激素也可以促进降钙素的分泌。

(三) 1,25-$(OH)_2$-D_3

其不是内分泌细胞合成的激素,但在体内经修饰活化后可成为参与骨代谢调节的重要激素。1,25-$(OH)_2$-D_3主要由皮肤中的7-脱氢胆固醇经日光照射转化而来或食物中摄取,先在肝脏中羟化为25-OH-D_3,然后在肾脏中羟化为1,25-$(OH)_2$-D_3。

1. 生理作用

(1) 对小肠的作用 1,25-$(OH)_2$-D_3可促进小肠黏膜上皮细胞对钙和磷的吸收,因此它既能升高血钙又能升高血磷。

(2) 对骨的作用 1,25-$(OH)_2$-D_3对动员骨钙入血和钙在骨的沉积都有作用。一方面可增加破骨细胞的数量,增强骨溶解使骨钙、骨磷入血,从而升高血磷和血钙;另一方面又能刺激成骨细胞促进骨钙沉积和骨的形成,降低血钙。但总的效应是升高血钙。

(3) 对肾的作用 1,25-$(OH)_2$-D_3可促进肾小管对钙和磷的重吸收,减少尿磷、尿钙的排出,使血磷、血钙升高。

2. 生成的调节 维生素D、血钙和血磷水平降低时,1,25-$(OH)_2$-D_3的转化增加。1,25-$(OH)_2$-D_3的生成也受到雄激素等激素水平的影响。

第四节 肾上腺的内分泌

一、肾上腺皮质激素

肾上腺皮质分泌的皮质激素分为三类,即盐皮质激素、糖皮质激素和性激素。实验证明切除动物的双侧肾上腺后,动物将很快死亡,但如果仅切除肾上腺髓质,动物可以存活较长时间,说明肾上腺皮质是维持生命所必需的。

(一) 糖皮质激素

1. 糖皮质激素的生理作用 人体血液中糖皮质激素主要为皮质醇,其次为皮质酮。糖皮质激素的作用广泛,在维持代谢平衡和全面调节人体功能方面极其重要。

(1) 对物质代谢的影响 ①影响糖代谢。糖皮质激素具有抗胰岛素的作用,能抑制外周组织对葡萄糖的利用,还能促进糖异生,使血糖升高。因此,糖皮质激素过多时,血糖升高,甚至出现糖尿。②影响蛋白质代谢。糖皮质激素能促进肝外组织,特别是肌肉组织的蛋白质分解,因此,糖皮质激素分泌过多或长期使用糖皮质激素,可出现肌肉萎缩,骨

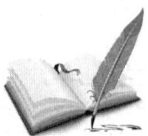

质疏松，皮肤变薄。③影响脂肪代谢。糖皮质激素能促进脂肪的分解，增强脂肪酸在肝内的氧化过程，有利于糖异生。皮质醇对脂肪代谢的另一个作用是使体内脂肪的分布发生变化，表现为四肢脂肪分解加速，面部和躯干的脂肪合成增加。因此，糖皮质激素过多时，可导致脂肪组织由四肢向躯干重新分布，出现"水牛背"和"满月脸"的特殊体型，形成"向心性肥胖"。

（2）对水电解质代谢的影响　糖皮质激素可调节肾脏对水的排泄，既增加肾小球滤过率，还可以抑制抗利尿激素的释放，减少肾小管对水的重吸收，有一定的利尿作用。肾上腺皮质功能不全患者，排水能力明显降低，严重时可以出现"水中毒"。此外，糖皮质激素也有类似醛固酮保钠排钾的作用，但作用较弱，只有大剂量应用时才会出现。

（3）在应激反应中的作用　应激反应是指机体受到有害刺激时（如缺氧、创伤、寒冷、饥饿、疼痛、紧张、恐惧等），出现以血中ACTH和糖皮质激素分泌增加为主的反应。糖皮质激素分泌增多，可大大增强人体对有害刺激的耐受力，提高生存适应性。当切除肾上腺皮质时，则机体的应激反应减弱，严重时可危及生命。

（4）对其他组织器官的作用　①对血细胞的影响。糖皮质激素能增强骨髓造血功能，使血中红细胞和血小板数目增多；能促进附着在血管壁的中性粒细胞进入血液循环，使血中中性粒细胞增多；能抑制淋巴细胞分裂和促进淋巴细胞凋亡，使血中淋巴细胞减少；能增加肺和脾对嗜酸性粒细胞的滞留，使血中嗜酸性粒细胞减少。②对消化系统的影响。糖皮质激素能增加消化液和消化酶的分泌，特别是胃酸。③对心血管系统的影响。糖皮质激素对血管无直接作用，但能提高血管平滑肌对儿茶酚胺的敏感性，从而提高儿茶酚胺的缩血管效应，有利于维持正常的动脉血压，这种作用称为糖皮质激素的允许作用。此外，糖皮质激素还能降低毛细血管壁的通透性，减少血浆的滤出，有利于维持血容量。

另外，大剂量的糖皮质激素还具有抗炎、抗过敏、抗毒和抗休克等药理作用，这是临床应用糖皮质激素治疗多种疾病的依据。

2. 糖皮质激素分泌的调节　糖皮质激素的分泌主要受下丘脑－腺垂体－肾上腺皮质轴的调节。

（1）下丘脑分泌的促肾上腺皮质激素释放激素（CRH）的作用　下丘脑分泌CRH通过垂体门脉系统作用于腺垂体，ACTH的合成与分泌。各种应激刺激，如创伤、寒冷、剧痛及缺氧等可以刺激下丘脑释放CRH增加，通过下丘脑－腺垂体－肾上腺皮质轴的活动的加强，使血液中ACTH和糖皮质激素水平明显升高。

（2）腺垂体ACTH的作用及分泌　腺垂体合成分泌的ACTH不仅能刺激肾上腺皮质束状带分泌糖皮质激素，也能刺激束状带与网状带细胞的增生。因此，当腺垂体功能低下时，ACTH分泌减少，肾上腺皮质网状带和束状带会出现萎缩的现象。

（3）糖皮质激素的反馈调节　血液中的糖皮质激素还可以反馈作用于下丘脑和腺垂体，抑制下丘脑CRH和腺垂体ACTH的分泌，从而维持体内糖皮质激素水平的相对稳定（图2-3）。此外，ACTH对CRH的分泌也有负反馈调节作用。由于存在上述负反馈机制，因此，长期大量使用糖皮质激素的病人，会引起肾上腺皮质萎缩分泌功能降低。如果突然停药，可出现急性肾上腺皮质功能减退的情况，甚至危及生命。

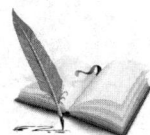

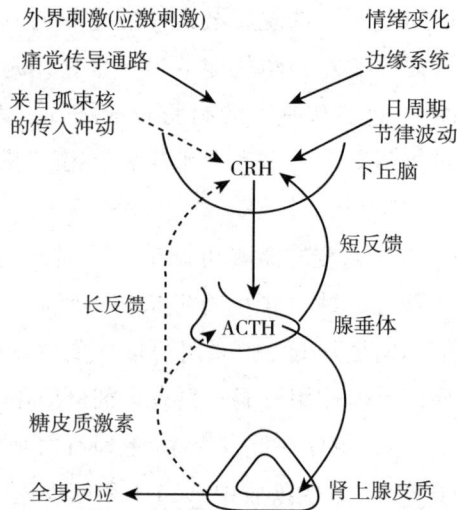

图 2-3 下丘脑-腺垂体-肾上腺皮质轴

知识链接

糖皮质激素分泌节律与用药

因受生物钟的控制，下丘脑 CRH 的分泌呈现昼夜节律。因此，腺垂体 ACTH 的分泌和肾上腺糖皮质激素的分泌也具有相应的节律性。一般在清晨醒来前，血中糖皮质激素的浓度最高，以后逐渐下降，白天维持在较低水平，午夜时最低。由此可知，外源性糖皮质激素对腺垂体-肾上腺皮质轴的影响，在早晨最小，午夜最大。故可将一日或两日总药量在隔日早晨一次给予，此时正值糖皮质激素正常分泌的高峰，对肾上腺皮质功能抑制较少。

（二）盐皮质激素

肾上腺盐皮质激素主要是醛固酮。

1. 醛固酮的来源和作用 醛固酮是肾上腺皮质球状带分泌的激素。其主要作用是促进远曲小管和集合管对 Na^+ 的重吸收，同时促进 Cl^- 和水的重吸收，导致细胞外液量增多；同时，醛固酮能促进远曲小管和集合管对 K^+ 的分泌。

2. 醛固酮分泌的调节 醛固酮的分泌主要受肾素-血管紧张素-醛固酮系统、血 K^+ 和血 Na^+ 浓度的调节。

（1）肾素-血管紧张素-醛固酮系统 肾素是一种蛋白水解酶，主要由球旁细胞分泌。肾素释放量的多少受下列两方面因素调节。①肾内两种感受器：入球小动脉的牵张感受器和球旁器的致密斑感受器。当循环血量减少、动脉血压下降到低于肾血流量的自身调节范围时，肾血流量减少，对入球小动脉的牵张感受刺激减弱，使牵张感受器兴奋，促使球旁细胞释放肾素。同时，肾血流量减少，肾小球滤过率和滤过的 Na^+ 量减少，流经致密斑的 Na^+ 量也因而减少，使致密斑感受器激活，引起球旁细胞释放肾素。②自主神经：交感神经兴奋可使肾素释放增加；肾上腺素、去甲肾上腺素也可直接作用于球旁细胞，使肾素分泌

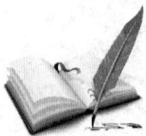

增加。

肾素能将血浆中的血管紧张素原水解为血管紧张素 I（由肝产生的一种球蛋白）。血管紧张素 I 可刺激肾上腺髓质释放肾上腺素。血管紧张素 I 在肺组织血管紧张素转换酶的作用下，降解成血管紧张素 II，血管紧张素 II 在氨基肽酶的作用下进一步降解成血管紧张素 III。血管紧张素 II 和血管紧张素 III 均有缩血管和刺激醛固酮分泌的作用，但血管紧张素 II 的缩血管作用更强，血管紧张素 III 主要刺激醛固酮的分泌。

由此可见，肾素释放的量决定了血浆中血管紧张素的浓度，而血浆中醛固酮的水平则取决于血管紧张素的浓度。通常情况下，血浆中的肾素、血管紧张素和醛固酮保持在同一水平，构成一个相互关联的系统，称为肾素－血管紧张素－醛固酮系统（图 2－4）。

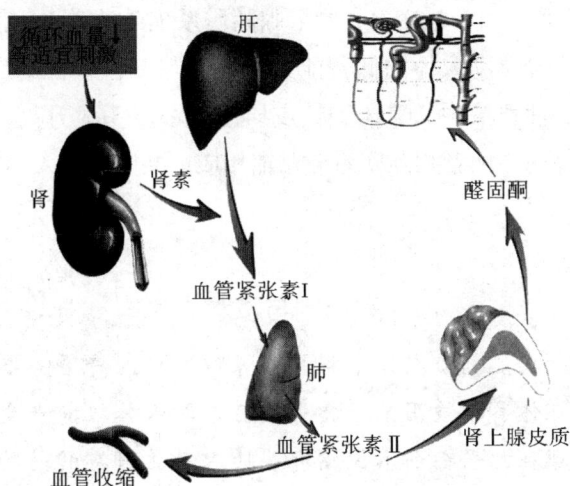

图 2－4　肾素－血管紧张素－醛固酮系统

（2）血 K^+ 和血 Na^+ 浓度　血 K^+ 浓度升高或血 Na^+ 浓度降低时，可直接刺激肾上腺皮质球状带分泌醛固酮增加，通过肾增加 K^+ 的排出和 Na^+ 的重吸收，维持血 K^+ 和血 Na^+ 浓度的平衡；反之，醛固酮分泌减少。醛固酮的分泌对血 K^+ 浓度升高十分敏感，血 K^+ 仅增加 0.5 mmol/L 就能引起醛固酮分泌，而血 Na^+ 浓度则需更大浓度降低才能引起同样的反应。

二、肾上腺髓质激素

肾上腺髓质细胞又称为嗜铬细胞，嗜铬细胞能够合成和分泌肾上腺素和去甲肾上腺素，两者都属于儿茶酚胺类化合物。

（一）肾上腺髓质激素的生理作用

肾上腺髓质激素的作用广泛，几乎对全身各系统均有作用（表 2－2）。

表 2－2　肾上腺素与去甲肾上腺素的生理作用

	肾上腺素	去甲肾上腺素
心脏	心率加快，心肌收缩力增强，心输出量增加，血压升高	减压反射的作用，心率减慢
血管	皮肤、胃肠、肾血管收缩；冠状动脉、骨骼肌和肝脏血管舒张，总外周阻力变化不大	冠状动脉舒张，其他血管均收缩，总外周阻力明显升高，血压明显升高
支气管平滑肌	舒张	稍舒张
代谢	增强	稍增强

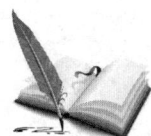

肾上腺髓质直接受交感神经节前纤维支配，两者关系密切，组成了交感–肾上腺髓质系统。机体在紧急状态时，这一系统的活动显著增强，肾上腺髓质激素大量分泌，可提高中枢神经系统兴奋性，使中枢处于警觉状态，反应灵敏；心率增快，心肌收缩力增强，心输出量增多，血压升高，内脏血管收缩，骨骼肌血管舒张，血液重新分配，以保证重要器官（如心脏、脑和骨骼肌等）的血液供应；呼吸深快，肺通气量加大以增加组织供氧量；代谢增强、血糖升高等，以提供更多的能源供机体利用。这种在紧急情况下通过交感–肾上腺髓质系统活动增强所发生的适应性变化，称为应急反应，其意义在于充分调动机体的潜在能力，应付紧急情况。

需要注意的是，引起应急反应的各种刺激实际上也是引起应激反应的刺激。"应急"与"应激"既有区别又有联系，前者是交感–肾上腺髓质系统活动增强，使血液中肾上腺髓质激素浓度明显升高，从而充分调动人体的储备能力，适应骤变；后者则是下丘脑–腺垂体–肾上腺皮质系统活动增强，使血液中 ACTH 和糖皮质激素浓度明显升高，以增加人体对有害刺激的耐受力。在完整机体内，两者相互联系，相辅相成，共同提高人体抵抗疾病的能力。

知识链接

兴奋剂与激素

兴奋剂最初是指那些能刺激人体中枢神经系统，使人产生兴奋，从而提高机体机能状态的药物。后来在体育界被用来泛指那些可以对人体机能产生影响的，有助于提高运动能力的药物。现在，兴奋剂不仅指那些使人产生兴奋的药物，如射击运动员为使自己举枪、持箭的稳定，不颤抖而服用的违禁镇静剂也属于兴奋剂范畴。因此，兴奋剂的种类包括刺激剂、麻醉止痛剂、内源性肽类激素、β受体阻断药和利尿剂等。

（二）肾上腺髓质激素分泌的调节

1. 交感神经的作用 交感神经兴奋时，其节前纤维末梢释放乙酰胆碱，使肾上腺髓质激素分泌增加。

2. ACTH 的作用 有直接和间接两种作用方式，即 ACTH 可直接刺激肾上腺髓质激素的合成，或通过糖皮质激素促进肾上腺髓质激素的分泌。

3. 反馈调节 当血液中儿茶酚胺的浓度增加到一定量时，可反馈性地抑制儿茶酚胺某些合成酶的活性，使儿茶酚胺合成减少，浓度降低。

第五节 胰岛的内分泌

胰腺内分泌部的各种细胞分泌不同的激素，其中 A 细胞分泌胰高血糖素；B 细胞分泌胰岛素，D 细胞分泌生长抑素。本节只介绍胰岛素和胰高血糖素。

一、胰岛素

胰岛素是由 51 个氨基酸残基组成的小分子蛋白质。1965 年，我国科学家首先人工合成了具有高度生物活性的结晶牛胰岛素，成为人类历史上的伟大创举之一。正常人空腹状态

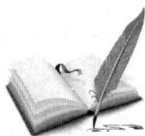

下血清胰岛素的浓度为 35 ~ 145 pmol/L，胰岛素的半衰期只有 5 ~ 6 分钟，主要在肝脏内灭活。

（一）胰岛素的生理作用

胰岛素是促进合成代谢，维持血糖浓度稳定的主要激素之一。

1. 对糖代谢的影响 胰岛素是生理状态下唯一能降低血糖的激素，是调节血糖浓度的关键激素。胰岛素一方面促进全身组织对葡萄糖的摄取和利用，加速葡萄糖合成为肝糖原贮存，并促进葡萄糖转变为脂肪酸；另一方面抑制糖原分解和糖异生，使血糖浓度降低。胰岛素分泌不足最明显的表现为血糖升高，当血糖浓度超过肾糖阈时，糖可随尿液排出，出现糖尿。

2. 对脂肪代谢的影响 胰岛素可促进肝合成脂肪酸并转运到脂肪细胞存储；促进葡萄糖进入脂肪细胞，合成 α - 磷酸甘油和甘油三酯等；还可抑制脂肪酶的活性，阻止脂肪动员和分解。当胰岛素缺乏时，糖的氧化利用受阻，脂肪分解增强，产生大量脂肪酸在肝内氧化成过量酮体，可引起酮血症和酸中毒。

3. 对蛋白质代谢的影响 胰岛素能加速细胞对氨基酸的摄取，促进蛋白质的合成，并能够抑制蛋白质的分解，因而能促进机体的生长。

（二）胰岛素分泌的调节

1. 血糖浓度 血糖浓度是调节胰岛素分泌的最重要因素，胰岛 β 细胞对血糖浓度的变化十分敏感。血糖浓度升高时，可直接刺激胰岛 β 细胞，使胰岛素分泌增多，血糖下降；相反，血糖降低时则抑制胰岛素的分泌，血糖升高。血糖浓度对胰岛素的负反馈调节是维持血液中胰岛素以及血糖正常水平的重要机制。

2. 激素作用 抑胃肽、胰高血糖素、生长激素、甲状腺激素、糖皮质激素等都可通过不同的途径刺激胰岛素分泌。

3. 神经调节 迷走神经可直接或间接促进胰岛素的分泌；交感神经则抑制胰岛素分泌。

二、胰高血糖素

胰高血糖素是动员体内供能物质的重要激素之一。人的胰高血糖素是含有 29 个氨基酸残基的多肽。

（一）胰高血糖素的主要作用

胰高血糖素具有很强的促进糖原分解、糖异生的作用，使血糖明显升高。胰高血糖素还能促进脂肪分解，并促进脂肪酸氧化，使血液中酮体生成增多。胰高血糖素对蛋白质也有促进分解和抑制合成的作用，因而组织蛋白质含量降低，同时能使氨基酸迅速进入肝细胞，异生为糖。

（二）胰高血糖素分泌的调节

血糖浓度是调节胰高血糖素分泌的主要因素。血糖浓度降低可促进胰高血糖素分泌；反之，胰高血糖素分泌减少。胰高血糖素的分泌还受神经系统的调节。迷走神经兴奋抑制其分泌，交感神经兴奋促进其分泌。此外，因胰岛素能降低血糖，故能间接促进胰高血糖素的分泌。

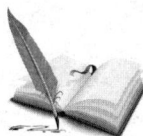

本章小结

　　腺垂体分泌激素种类最多，有 7 种。神经垂体储存和释放 2 种激素。甲状腺是人体最大的内分泌腺，侏儒症是缺乏生长激素引起的，呆小症是缺乏甲状腺激素引起的。人体遇到紧急情况时同时产生应激反应和应急反应。激素水平相对稳定主要是通过负反馈调节实现的。人体的胰岛素是由胰岛中的 β 细胞分泌的，是体内唯一能降糖的激素。

目标检测

扫码"练一练"

一、选择题

1. 下列激素中，不属于腺垂体分泌的是
   A. 生长激素　　　　　　　　　B. 抗利尿激素
   C. 促甲状腺激素　　　　　　　D. 卵泡刺激素
   E. 催乳素

2. 幼年时生长素分泌过多会出现
   A. 巨人症　　　　　　　　　　B. 侏儒症
   C. 肢端肥大症　　　　　　　　D. 向中性肥胖
   E. 黏液性水肿

3. 幼年时甲状腺激素缺乏会导致
   A. 呆小症　　　　　　　　　　B. 糖尿病
   C. 侏儒症　　　　　　　　　　D. 黏液性水肿
   E. 肢端肥大症

4. 不属于生长激素作用的是
   A. 促进蛋白质合成　　　　　　B. 过多时升高血糖
   C. 促进脂肪分解　　　　　　　D. 促进脑细胞生长发育
   E. 间接促进软骨生长

5. 生长激素对蛋白质代谢的作用是
   A. 促进蛋白质合成，抑制其分解　B. 促进蛋白质分解，抑制其合成
   C. 促进肝外组织的蛋白质分解　　D. 促进肌肉的蛋白质分解
   E. 过量促进蛋白质分解

6. 合成甲状腺激素的原料是
   A. 碘和铁　　　　　　　　　　B. 甲状腺球蛋白和维生素 B_{12}
   C. 球蛋白和维生素 A　　　　　D. 碘和甲状腺球蛋白
   E. 铁和球蛋白

7. 主要参与应激反应的激素是
   A. 生长激素　　　　　　　　　B. 胰岛素
   C. 甲状旁腺素　　　　　　　　D. 糖皮质激素

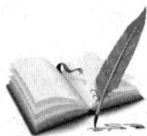

　　　　E. 雄激素

8. 调节甲状旁腺激素和降钙素分泌的主要因素是

　　　　A. 血钾水平　　　　　　　　B. 血钙水平

　　　　C. 血钠水平　　　　　　　　D. 神经作用

　　　　E. 其他激素作用

9. 关于胰岛素的作用，错误的是

　　　　A. 促进蛋白质合成　　　　　B. 促进脂肪合成

　　　　C. 促使血钾降低　　　　　　D. 促使血糖升高

　　　　E. 促使血糖降低

10. 调节胰岛素分泌的最重要因素是

　　　　A. 血钾水平　　　　　　　　B. 血糖水平

　　　　C. 血脂水平　　　　　　　　D. 血钙水平

　　　　E. 迷走神经的兴奋性

二、思考题

糖皮质激素有哪些生理作用？

（侯彦华）

第三章　内分泌与代谢性疾病常用辅助检查

> **学习目标**
>
> 1. **掌握**　垂体功能紊乱、甲状腺功能紊乱、肾上腺功能紊乱及胰岛功能紊乱的实验室诊断指标及其应用。
> 2. **熟悉**　内分泌疾病实验室检测的常用方法及影响因素。
> 3. **了解**　各种激素的代谢及其参考范围。
> 4. 具有对内分泌疾病常用指标进行临床应用的能力。
> 5. 能正确应用检测结果进行内分泌疾病的初步诊断。

> **案例导入**
>
> 　　患者，女，31岁。妊娠6个月，近1周来出现心悸、气短、畏热和多汗，今日症状加重。查体：甲状腺Ⅱ度肿大，无触痛，无血管杂音，心率96次/分。实验室检查：T_3 2.0 μmol/L，T_4 100 μmol/L，TT_3 2~3 μmol/L，TT_4 32.5 μmol/L。
>
> 　　问题：
> 　　1. 初步诊断是什么？
> 　　2. 诊断依据是什么？

第一节　垂体激素测定

一、生长激素（GH）测定

1. 原理　生长激素（GH）由腺垂体细胞分泌，一般呈脉冲式分泌。每1~4 h出现1次脉冲峰，一般在熟睡后，晚上9点和12点为分泌高峰。

2. 标本　采集早晨安静状态下，空腹不抗凝静脉血2 ml。

3. 正常参考值　空腹基础状态下，为0.06~5.0 μg/L。

4. 临床应用和分析

（1）生长激素缺乏症　又称垂体性侏儒症。

（2）生长激素分泌过多　巨人症及肢端肥大症。

二、催乳素（PRL）测定

1. 原理　催乳素（PRL）由腺垂体细胞分泌，主要受催乳素释放抑制激素的调节，许多因

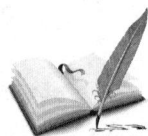

素可以影响催乳素的分泌。

2. 标本采集　空腹不抗凝静脉血 2 ml，患者要求在清醒、安静和无紧张状态下采血，为避免刺激可于采血前 1 h 预先留置肝素抗凝静脉导管。

3. 正常参考值　成年女性为 1.9～25 μg/L，成年男性为 2.5～17 μg/L。

4. 临床应用和分析

（1）升高　①生理性：妊娠、哺乳。②病理性：垂体肿瘤、肢端肥大症、原发性甲状腺功能减退症、精神疾病、服用药物（降压药、镇静催眠药、避孕药、抗惊厥药）、多囊性卵巢综合征及肾功能不全等。

（2）降低　席汉综合征（Sheehan syndrome）、垂体前叶功能减退症、催乳素缺乏症。

（3）连续测定妊娠中后期血清催乳素含量，若明显低于正常妊娠或出现持续下降趋势，则提示有胎盘功能不良、先兆子痫、胎儿宫内窘迫、死胎及早产等。

> **知识链接**
>
> ### 多囊性卵巢综合征
>
> 多囊卵巢综合征（PCOS）是生育年龄妇女常见的一种复杂的内分泌及代谢异常所致的疾病，以慢性无排卵（排卵功能紊乱或丧失）和高雄激素血症（妇女体内男性激素产生过剩）为特征，主要临床表现为月经周期不规律、不孕、多毛和（或）痤疮，是最常见的女性内分泌疾病。

第二节　甲状腺与甲状旁腺疾病相关检查

一、甲状腺激素测定

（一）总三碘甲状腺原氨酸（TT_3）和总甲状腺素（TT_4）的测定

1. 原理　血液中的甲状腺激素 98% 为 T_4，T_3 仅为 2%，但 T_3 的生理活性明显高于 T_4，正常甲状腺激素总活性的 2/3 都是由 T_3 体现的。血液中大于 99% 的 T_3、T_4 和血浆蛋白结合，只有游离的 T_3、T_4（FT_3、FT_4）才能进入靶细胞发挥生理作用。

2. 采血方法　安静半小时以上，不抗凝静脉血 2 ml。

3. 正常参考值　TT_3 为 0.60～1.81 μg/L，TT_4 为 45.0～109 μg/L。

4. 临床应用和分析

（1）甲亢时多数情况 TT_3 和 TT_4 平行增高，甲减时平行下降，但在甲亢初期和复发早期 TT_3 较 TT_4 上升明显，故更敏感，甲减时 TT_4 比 TT_3 更敏感。

（2）在 T_3 型甲亢时 TT_3 和 FT_3 增高，TT_4 和 FT_4 正常，见于甲亢初期、复发早期和缺碘等情况。在 T_4 型甲亢时 TT_4 和 FT_4 升高，TT_3 和 FT_3 正常，多见于甲亢伴有严重疾病或碘甲亢。

（二）游离三碘甲状腺原氨酸（FT_3）和游离甲状腺素（FT_4）的测定

1. 原理　FT_3、FT_4 不受甲状腺激素结合球蛋白（TBG）影响，直接反映甲状腺功能状态，

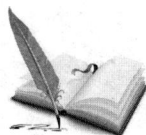

其敏感性和特异性明显高于 TT_3 和 TT_4。

2. 标本采集 不抗凝静脉血 2 ml。

3. 正常参考值 FT_3 为 1.81 ~ 4.31 ng/L，FT_4 为 7.4 ~ 19.5 ng/L。

4. 临床应用和分析 FT_3 和 FT_4 较 TT_3 和 TT_4 敏感，在甲亢初期或复发早期 FT_3 和 FT_4 升高可先于 TT_3 和 TT_4。两者升高可见于甲状腺功能亢进；减低可见于甲状腺功能减退、垂体功能减退及某些严重全身性疾病等。

（三）促甲状腺激素（TSH）测定

1. 原理 促甲状腺激素（TSH）由腺垂体分泌，作用于甲状腺，促进甲状腺激素的合成、分泌并促进甲状腺腺体增生，促甲状腺激素释放激素（TRH）可刺激 TSH 分泌，而甲状腺激素反馈抑制 TSH 分泌。血清 TSH 水平不受 TBG 浓度影响，是甲状腺功能紊乱的常用检测指标。

2. 标本采集 空腹不抗凝静脉血 2 ml。

3. 正常参考值 TSH 为 0.20 ~ 6.20 mIU/L。

4. 临床应用和分析

（1）原发性甲亢时，TSH 低于正常，比 FT_4 和 FT_3 更敏感。

（2）原发性甲减时，TSH 升高，FT_3 和 FT_4 可在正常范围。

> **考点提示**
>
> 联合进行 FT_3、FT_4 和 TSH 测定，是甲状腺功能评估的首选方案和第一线指标。

（3）垂体 TSH 瘤、异源性肿瘤（分泌 TSH）和甲状腺激素抵抗综合征时，TSH 升高或正常，同时有 FT_4 和（或）FT_3 增高。

（4）采脐血、新生儿血或妊娠第 22 周羊水测 TSH 有助于胎儿或新生儿甲减的诊断。

（四）促甲状腺激素受体抗体（TRAb）测定

1. 原理 促甲状腺激素受体抗体（TRAb）主要由甲状腺内的免疫活性淋巴细胞产生，作用于甲状腺 TSH 受体上，TRAb 为多克隆抗体，其中包括甲状腺刺激抗体（TSAb），使甲状腺激素合成和分泌增加，导致毒性弥漫性甲状腺肿（Graves 病）。

2. 标本采集 不抗凝静脉血 2 ml。

3. 正常参考值 正常人 <9 U/L。

4. 临床意义和分析

（1）用于 Graves 病的诊断、疗效观察、复发和停药的指标 可达 70% ~ 80% Graves 病患者 TRAb 阳性，经治疗后 TRAb 水平逐渐下降，提示治疗有效；如转为阴性，则可考虑停用抗甲状腺药物。如 TRAb 持续阳性，即使甲功正常，停药后复发的可能性仍较大。治疗后 TRAb 水平很高且持续较长时间，则提示 Graves 病较难控制。

（2）孕妇及新生儿甲亢的诊断和预测 TRAb 可经胎盘进入胎儿，引起新生儿甲亢。

二、甲状腺摄 ^{131}I 率测定和甲状腺显像

（一）甲状腺摄 ^{131}I 率测定

1. 原理 甲状腺具有选择性摄取和浓聚碘能力，其摄取碘的速度和数量以及碘在甲状腺的廓清时间与甲状腺的功能状态密切相关。^{131}I 引入体内后，用甲状腺功能探测仪测定甲

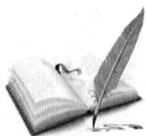

状腺部位的放射性计数率，计算甲状腺摄^{131}I率可评价甲状腺的功能状态。

2. 标本采集　受检者空腹口服^{131}I溶液或胶囊 74～370 kBq（2～10 μCi），服药后继续禁食 1 h，在服药后 2、4、24 h（或 3、6、24 h）分别测量甲状腺部位的放射性计数，并计算出甲状腺摄^{131}I率。

3. 正常参考值（盖革计数管测定）　2 h 摄^{131}I率为 10%～30%，4 h 为 15%～40%，24 h 为 25%～60%。

4. 临床意义和分析

（1）甲亢的诊断和治疗　大多数甲亢患者的甲状腺摄^{131}I率增高，部分患者可见摄^{131}I高峰提前。用甲状腺摄^{131}I率诊断甲亢的标准有：①各个时间点的摄^{131}I率均高于正常参考值上限。②摄^{131}I高峰提前出现。③2 h 与 24 h 摄^{131}I率之比大于 0.8，或 4 h 与 24 h 之比大于 0.85。凡符合①＋②或①＋③者可提示为甲亢。

（2）甲减的诊断　甲减时，曲线上各个时间点的摄^{131}I率均低于正常参考值的下限，且高峰延迟出现。用甲状腺摄^{131}I率诊断甲低时需要参考血清 TSH 和 T$_4$值等进行综合分析。

（3）甲状腺炎的诊断　急性或亚急性甲状腺炎，由于甲状腺滤泡上皮细胞损伤破坏，甲状腺摄^{131}I率明显降低，出现摄^{131}I率与甲状腺激素水平的分离现象。

（二）甲状腺显像

1. 原理　静脉注射或口服能被甲状腺组织摄取和浓聚的放射性药物，利用放射性药物发出的 γ 射线，通过 γ 照相机或 SPECT 在体外对甲状腺内放射性药物的分布进行静态或动态显示，以观察甲状腺的位置、形态、大小以及功能状况，用于诊断和鉴别诊断某些甲状腺疾病。

2. 标本采集　用^{99m}Tc 或^{131}I 作为显像剂。

3. 正常表现　正常甲状腺形态呈蝴蝶形，分左右两叶，位于气管两侧，两叶的下 1/3 处由峡部相连。两叶甲状腺放射性分布均匀，边缘基本整齐充滑。

4. 临床意义和分析　用于甲状腺弥漫性肿大、甲亢的诊断和甲状腺结节功能的诊断与鉴别诊断。显像前应明确禁碘及停用阻碍甲状腺摄^{131}I功能的药物，如需同期进行甲状腺摄^{131}I试验，应先行摄^{131}I试验。检查时应嘱患者不可做吞咽动作，体位应保持不变。

三、甲状旁腺激素（PTH）测定

1. 原理　PTH 由甲状旁腺的主细胞合成和分泌。

2. 标本采集　空腹不抗凝静脉血 2 ml。

3. 正常参考值　PTH 为 12.0～72.0 ng/L（1.3～7.6 pmol/L）。

4. 临床应用和分析

（1）甲状旁腺功能亢进症，PTH 水平多显著升高，伴高血钙、低血磷。

（2）多数非甲状旁腺的恶性肿瘤和维生素 D 中毒引起的高钙血症 PTH 水平是降低的。

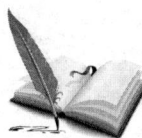

第三节　肾上腺激素测定

一、肾上腺皮质功能测定

（一）促肾上腺皮质激素（ACTH）测定

1. 原理　ACTH 的分泌有昼夜节律，清晨最高，午夜最低。测定 ACTH 可以了解下丘脑 – 腺垂体 – 肾上腺皮质轴的功能。

2. 标本采集　于上午 8 点采静脉抗凝血 2 ml，用 EDTA 或肝素抗凝。

3. 正常参考值　ACTH 为 0 ~ 46.0 ng/L（上午 8 点）。

4. 临床意义和分析

（1）库欣综合征的鉴别诊断　原发垂体肿瘤和异位肿瘤引起的库欣综合征，血 ACTH 水平增高，而肾上腺瘤或癌引起的库欣综合征 ACTH 水平降低。

（2）肾上腺皮质功能减退的鉴别诊断　下丘脑和垂体功能损害可使 ACTH 水平降低，原发于肾上腺的皮质功能减退者 ACTH 水平升高。

（二）皮质醇测定

1. 原理　皮质醇由肾上腺分泌，受 ACTH 的调控，具有昼夜节律，高峰时间在上午 6 ~ 8 点，最低值在午夜 11 点 ~ 次日晨 2 点，分泌入血的皮质醇有 1% ~ 3% 呈游离状态，大部分与皮质类固醇结合球蛋白（CBG）结合。

2. 标本采集　于安静状态下上午 8 点，必要时下午 4 点、11 点抽不抗凝静脉血 2 ml。

3. 正常参考值　上午 8 点 时为 50 ~ 250 μg/L（138.0 ~ 690.0 nmol/L）；下午 4 点时为大约为上午 8 点值的 50%；下午 11 点时为 < 50 μg/L。

4. 临床意义和分析

（1）皮质醇增高　浓度升高但有节律性，常见于发热、剧烈疼痛。夜间不减少，且无昼夜节律，常见于急性感染、中枢神经系统肿瘤及炎症，并有颅内压升高、肢端肥大症、癌症、充血性心力衰竭（特别是右心衰竭）、肝损伤、肾血管性高血压、垂体功能亢进等。

（2）皮质醇降低　见于艾迪生病（Addison's disease），兼有原发性肾上腺皮质衰竭；垂体功能减退，合并继发性肾上腺皮质衰竭。

（三）尿 17 – 羟皮质类固醇（17 – OHCS）测定

1. 原理　尿 17 – OHCS 代表具有二羟丙酮侧链的所有皮质醇代谢产物，这些代谢产物与苯肼作用产生黄色。

2. 标本采集　留 24 h 尿，加入 10 ml 浓盐酸防腐，取 20 ~ 30 ml 送检。

3. 正常参考值　女性为 2 ~ 7 mg/24h 尿（5.5 ~ 19.4 μmol/24h 尿）；男性为 3 ~ 12mg/24h 尿（8.3 ~ 33.2 μmol/24h 尿）。

4. 临床意义和分析

（1）升高　见于各种原因所致的皮质醇增多症，如肾上腺皮质功能亢进、肾上腺皮质增生、肾上腺皮质瘤及双侧增生、甲状腺功能亢进症、严重刺激和创伤、肥胖病、胰腺

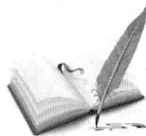

炎等。

（2）降低　见于肾上腺皮质功能不全，如艾迪生病、席汉综合征、慢性肝病、结核。

（四）尿17-酮类固醇（17-KS）测定

1. 原理　尿17-KS主要代表雄激素的代谢产物，男性2/3来自肾上腺，1/3来自睾丸，女性主要来自肾上腺。

2. 标本采集　留取24h尿，加10ml浓盐酸防腐，测定24h尿量，取20ml送检。

3. 正常参考值　女性为4~16mg/24h尿（13.9~55.5 μmol/24h尿）；男性为6~22mg/24h尿（20.8~76.3 μmol/24h尿）。

4. 临床应用和分析

（1）用于诊断和鉴别诊断男性化状态，如各种酶缺陷引起的先天性肾上腺皮质增生、多囊性卵巢综合征、特发性多毛等患者尿17-KS增高。

（2）皮质醇增多症（特别是肾上腺癌）和分泌雄激素的肿瘤，尿17-KS可升高。

（3）原发性和继发性肾上腺皮质功能减退症、睾丸功能减退、甲减、肝硬化和慢性消耗性疾病时，尿17-KS降低。

（五）原发性醛固酮增多症的实验室检查

1. 筛查对象　建议对以下高血压人群进行原发性醛固酮增多症筛查：高血压2级、3级；难治性高血压（指联合使用3种降压药物，其中包括利尿剂，且每种降压药物均达常规治疗剂量，血压仍大于140/90 mmHg）；自发性或利尿剂所致的低钾血症；肾上腺意外瘤；早发性高血压家族史或早发（<40岁）脑血管意外家族史；原发性醛固酮增多症患者中有高血压的一级亲属。

2. 试验前准备　尽量在试验前纠正低血钾；鼓励患者适量进盐；停用对于ARR影响较大的药物（如醛固酮拮抗剂、排钾利尿剂、含有甘草的制剂）至少4周；停用抗高血压药物（如α受体阻滞剂、β受体阻断药、ACEI、ARB、CCB等）至少2周，如果高血压不能被控制，可以使用维拉帕米和布拉唑嗪等药物进行控制。

3. 结果　判读血浆醛固酮与肾素活性比值（ARR）（血浆醛固酮单位：ng/dl，肾素活性单位：ng/ml/h）≥40，提示肾上腺自主分泌过多的醛固酮，结合血浆醛固酮浓度大于15 ng/d，肾素活性大于0.2 ng/（ml·h），计算ARR对诊断更有意义。

> **考点提示**
>
> 血浆醛固酮与肾素活性比值（ARR）是原发性醛固酮增多症最常用的筛查指标，已被广泛应用于临床，可以很大程度上提高该病的检出率，使部分患者得到早期诊断和治疗

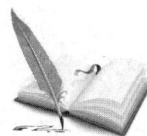

4. 螺内酯试验　螺内酯能拮抗醛固酮对肾小管的作用。每日口服螺内酯300~400 mg，2~3周后血压下降、血钾上升、尿钾下降，则可初步诊断为醛固酮增多症。本病患者中服用螺内酯反应良好者预示手术治疗后血压恢复的可能性大。

5. 确诊试验　在ARR升高的患者中，应再选择下述四种确诊试验之一（表3-1），并根据结果作为确诊或排除原发性醛固酮增多症的依据。

表 3－1　原发性醛固醇增多症的确诊试验

确诊试验	操作流程	阳性界值	注意事项
卡托普利试验	保持坐位或站位 1 小时以上，口服卡托普利 25～50 mg，于服药时及服药后 1～2 小时（保持坐位）采血测定肾素活性及醛固酮	用药后醛固酮下降少于 30%，提示原发性醛固酮增多症	应补充血钾至 3 mmol/L 以上再行上述试验较为可靠
盐水输注试验	于 8：00～9：30am，保持卧位 1 小时以上，4 小时内输注 2000 ml 生理盐水，输液前后分别抽血测定肾素、醛固酮、皮质醇及血钾。输液期间监测血压、心率	盐水输注后醛固酮水平小于 5 ng/dl 不支持原发性醛固酮增多症，大于 10 ng/dl 提示原发性醛固酮增多症，5～10 ng/dl 之间为可疑原发性醛固酮增多症	严重的未控制的高血压、肾功能不全、心功能不全、心律失常及严重低钾血症患者不宜进行此试验
高钠试验	在高血压及低血钾得到控制后，每日摄入高钠饮食，钠 218 mmol/d（约等于 NaCl 12.8 g），连续 3 天，在高钠饮食的第 3 日留取 24 小时尿测定醛固酮、钠及肌酐，24 小时尿钠大于 200 mmol/L 说明钠摄入充足	醛固酮 > 12 mg/24h 应考虑自主性醛固酮分泌	严重高血压患者进行该试验时应仔细评估风险，试验进行过程中可增加尿钾排泄，导致低血钾加重，因此试验过程中应加强补钾，并密切监测血钾水平
氟氢可的松抑制试验	口服 0.1 mg 氟氢可的松，每 6 小时 1 次，共 4 天，同时应用 KCl 缓释片进行补充（每 6 小时 1 次，使血钾保持接近 4.0 mmol/L），应用缓释 NaCl（30 mmol，每日 3 次与餐同服）及保持足够的食物盐摄取，以保证尿钠排泄率至少为 3 mmol/kg，第 4 日上午 10 点取血醛固酮和 PRA，患者应取坐位，血浆皮质醇应测上午 7 点和 10 点值	第 4 日晨 10 点立位血浆醛固酮 > 6 ng/dl 同时 PRA < 1 ng/（ml·h），血浆皮质醇在 10 点的值小于 7 点的值则可确诊原发性醛固酮增多症	目前在临床已较少使用

二、肾上腺髓质功能测定

（一）血儿茶酚胺测定

1. 原理　儿茶酚胺包括肾上腺素、去甲肾上腺素和多巴胺，在正常情况下循环中的肾上腺素全部来自肾上腺髓质，而血浆中去甲肾上腺素 98% 来自交感神经节后神经元的轴突，约 2% 来自肾上腺髓质。

2. 方法　清晨，空腹，平卧 20 分钟后抽血，用肝素或 EDTA 抗凝，尽快分离血浆（用 4℃ 低温离心机离心），－20℃ 以下保存。

3. 正常参考值　肾上腺素　0.05～1.39 nmol/L
去甲肾上腺素　0.51～3.26 nmol/L

4. 临床意义和分析　嗜铬细胞瘤时儿茶酚胺增加 3～5 倍，具有较好的敏感性和特异性。

（二）尿香草扁桃酸（VMA）测定

1. 原理　香草扁桃酸是儿茶酚胺的主要代谢产物。肾上腺素和去甲肾上腺素在体内主要通过儿茶酚甲基转换酶和单胺氧化酶的作用，产生 3 - 甲氧肾上腺素和 3 - 甲氧去甲肾上腺素，最终产物是香草扁桃酸，由尿排出。

2. 方法　收集 24 h 尿液。

考点提示

嗜铬细胞瘤时，儿茶酚胺合成增加，并进入血液循环，测定血中儿茶酚胺浓度可用于嗜铬细胞瘤的诊断。

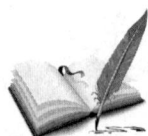

3. 正常参考值　10 ~ 35 μmol/24h 尿　（2 ~ 7 mg/24h 尿）

4. 临床意义和分析　主要用于嗜铬细胞瘤的诊断和高血压的鉴别诊断。增高见于嗜铬细胞瘤、交感神经母细胞瘤、原发性高血压、甲状腺功能减退等。降低见于甲亢、原发性慢性肾上腺皮质功能减退等。

第四节　糖尿病相关实验室检查

一、口服葡萄糖糖耐量试验（OGTT）

1. 原理　正常人空腹状态下，口服葡萄糖后可刺激胰岛素分泌，血糖不会过高。糖耐量减低或糖尿病患者，由于胰岛素分泌缺陷和胰岛素抵抗，服糖后血糖可明显升高，下降缓慢。

2. 试验方法　试验前 3 天，受试者每日食物中糖含量不低于 150 g，且维持正常活动，影响试验的药物在 3 天前停用。试验前空腹 10 ~ 16 h，坐位取血后 5 分钟内饮 300 ml 含 75 g 无水葡萄糖的糖水（妊娠妇女用量为 100 g，儿童按 1.75 g/kg 体重计算，总量不超过 75 g）。之后，每隔 30 分钟采血 1 次，共 4 次，历时 2 h。整个试验过程中不可吸烟、喝咖啡、喝茶或进食。一般根据 5 次葡萄糖水平（空腹时为 0）绘制糖耐量曲线。

3. 参考范围　空腹血糖（FPG）< 6.1 mmol/L，服糖后 30 min 血糖达到最高值且不超过 < 10.0 mmol/L，2h 血糖（2hPG）< 7.8 mmol/L 为正常糖耐量。

4. 临床意义和分析　OGTT 结合空腹血糖浓度可协助诊断 DM 及相关状态（图 3 - 1）。

（1）空腹血糖介于 6.1 ~ 7.0 mmol/L，2hPG < 7.8 mmol/L 为空腹血糖受损（IFG）。

（2）空腹血糖 < 7.0 mmol/L，2hPG 介于 7.8 ~ 11.1 mmol/L 为葡萄糖耐量受损（IGT）。

（3）空腹血糖 > 7.0 mmol/L，2hPG > 11.1 mmol/L 为糖尿病性糖耐量。

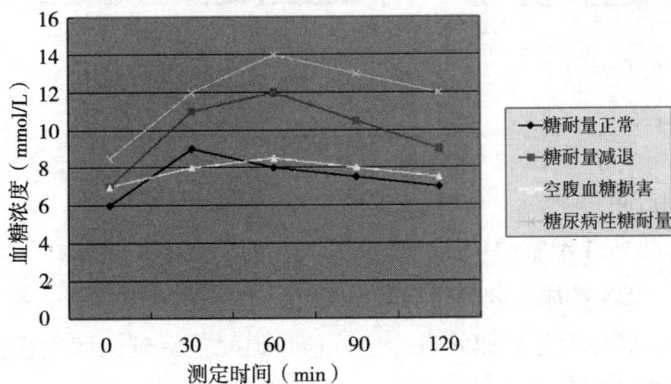

图 3 - 1　不同人群 OGTT 曲线

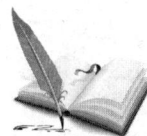

知识链接

口服糖耐量试验适应证

口服糖耐量试验主要用于下列情况：①诊断妊娠性糖尿病；②有无法解释的肾病、神经病变或视网膜病变，其随机血糖 < 7.8 mmol/L，可用 OGTT 评价；③人群筛查血糖水平，以获取流行病学数据。

二、胰岛素释放试验和C肽释放试验

1. 原理 胰岛 β 细胞产生胰岛素原，胰岛素原进一步裂解为胰岛素和 C 肽，按等分子概率释放入血，周围血中的胰岛素浓度反映了经肝脏作用后的胰岛 β 细胞分泌情况（50% ~60%被肝脏摄取和灭活），而 C 肽更能反映胰岛 β 细胞的功能（约 5% 被肝脏摄取或代谢，大部分通过肾脏降解和清除）。口服葡萄糖后，血糖升高，正常情况下可刺激胰岛 β 细胞产生和分泌胰岛素，而糖耐量异常和糖尿病患者胰岛素分泌表现为不足、延迟或相对过多（胰岛素抵抗时）。

2. 试验方法 方法同口服糖耐量试验。

3. 正常参考值 空腹胰岛素为 6 ~27mU/L。具体浓度变化见图 3 - 2。空腹 C 肽为 298 ~ 1324pmol/L。服糖后浓度变化见图 3 - 3。

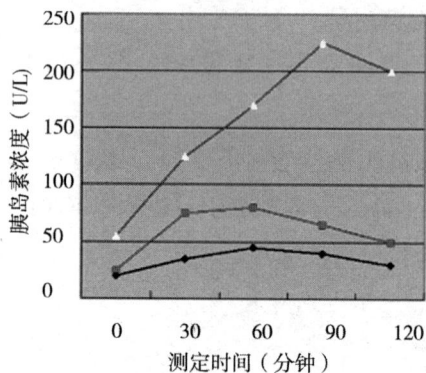

图 3 - 2 胰岛素释放试验曲线

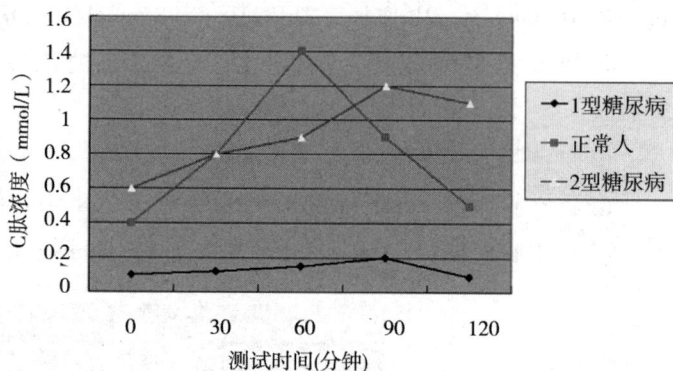

图 3 - 3 C 肽释放试验曲线

4. 临床意义和应用

（1）用于了解胰岛 β 细胞的功能，协助糖尿病的分型和指导治疗 典型 1 型糖尿病胰岛素分泌曲线低平，2 型糖尿病胰岛素分泌与病程、体重和血糖高低关系密切，病程短、肥胖和血糖控制好者，胰岛素分泌曲线有一定峰值，但峰值后延，病程长、消瘦和血糖控制差者，胰岛素分泌曲线低平。

（2）用于胰岛 β 细胞瘤的诊断 胰岛 β 细胞瘤患者易出现空腹低血糖和胰岛素水平不适当增高的现象。

三、糖化血红蛋白检测（HbA1c）

1. 原理 HbA1c 是血红蛋白 A 组成的某些特殊分子部位和葡萄糖经过缓慢而不可逆的

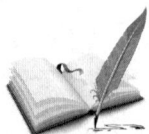

反应结合而成的。糖化血红蛋白生成多少与血糖的高低密切相关。

2. 试验方法　标本采用静脉血，用 EDTA 抗凝，患者无需空腹。

3. 正常参考值　HbA1c 为 4% ~6%。

4. 临床意义和应用　有助于了解糖尿病患者近 1~2 个月的血糖控制情况。

本章小结

　　垂体激素的测定，主要是生长激素和催乳素，其中催乳素升高和降低会产生生理性和病理性的影响。甲状腺功能紊乱（甲亢、甲减等）常用 T_3、T_4 和 TSH 进行诊断。嗜铬细胞瘤的早期诊断指标为血、尿中儿茶酚胺。肾上腺皮质功能紊乱（库欣综合征、艾迪生病等）诊断指标包括血、尿皮质醇及血中 ACTH 的浓度，测定促肾上腺皮质激素可以了解下丘脑－腺垂体－肾上腺皮质轴的功能。实验室诊断糖尿病的方法主要有空腹或随机血糖测定、口服葡萄糖耐量试验（OGTT）。糖化血红蛋白利于既往血糖情况的监控，对于判断临床疗效有重要的指导意义。血胰岛素和 C 肽的测定及释放试验对糖尿病病因查找及分类有重要参考价值，利于指导临床治疗及药物的调配。

目标检测

一、选择题

1. 诊断甲状腺功能亢进症最灵敏可靠的实验室检查方法为

　　A. 基础代谢率　　　　　　　　B. 血清蛋白结合碘

　　C. 测 TGA、TMA　　　　　　　D. 甲状腺摄[131]I 率测定

　　E. TT_3、TT_4、FT_3、FT_4

2. 诊断嗜铬细胞瘤最重要的指标是

　　A. 肾上腺素　　　　　　　　　B. 去甲肾上腺素

　　C. 17 - KS　　　　　　　　　　D. VMA

　　E. 17 - OHCS

3. 患者，女，27 岁。月经量多，脾气大，甲状腺Ⅱ度肿大。查体：甲状腺摄[131]I 率 3 h 为 25%，24 h 为 60%，TT_3 正常。要确诊有无甲亢，下列检查最可信的是

　　A. 血清总 T_4　　　　　　　　B. T_3 抑制试验

　　C. FT_4、FT_3 试验　　　　　　D. 甲状腺扫描

　　E. 甲状腺自身抗体测定

4. 关于垂体催乳素瘤的叙述，下列不正确的是

　　A. 男女均可发病

　　B. 催乳素瘤细胞中的胞质颗粒为垂体前叶细胞

　　C. 女性催乳素瘤患者有闭经溢乳症状

　　D. 血浆催乳素高于 200 μg/L

　　E. 常有视神经交叉压迫症状

扫码"练一练"

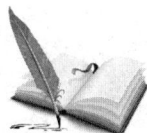

5. 下列不能作为糖尿病确诊依据的是

    A. 多次空腹血糖≥7.0 μmol/L

    B. 尿糖（++）

    C. 餐后血糖≥11.1 μmol/L

    D. 葡萄糖耐量试验 1 h 和 2 h 血糖均 > 11.1 μmol/L

    E. 无三多一少症状，血糖多次在 6.5 ~ 7.0 μmol/L

6. 近年世界卫生组织推荐口服葡萄糖耐量试验，成人的葡萄糖负荷该为

    A. 50 g   B. 60 g

    C. 75 g   D. 85 g

    E. 100 g

7. 患者，男，45 岁。体胖，平日食欲佳，近两个月来每日饮水量逐渐增多，现每日约 3000 ml 左右，尿量多，2500 ml/d 左右，空腹血糖 6.69 μmol/L，尿糖（+），应做下列哪项检查确诊糖尿病

    A. 葡萄糖耐量试验   B. 口服葡萄糖耐量试验

    C. 空腹血浆胰岛素水平测定   D. 24 h 尿白蛋白测定

    E. 查 24 h 尿糖定量

8. 患者，女，35 岁。平时喜甜食，不喜运动，视力下降，身高 1.55 m，体重 70 kg，近日得知其兄患糖尿病，但 OGTT 未见异常，为预防未来可能发生糖尿病，医生告知的注意事项中，下列错误的是

    A. 调整饮食结构   B. 定期检查血糖

    C. 限制饮水   D. 增加体育活动

    E. 定期检查眼底

9. 甲状腺激素属于

    A. 氨基酸类激素   B. 蛋白质激素

    C. 肽类激素   D. 类固醇激素

    E. 胺类激素

10. 内分泌是指内分泌腺或组织所分泌的激素

    A. 通过血液传递   B. 通过细胞外液局部传递

    C. 通过细胞外液邻近传递   D. 直接作用于自身细胞

    E. 细胞内直接作用

二、思考题

糖尿病常用检查项目及临床意义有哪些？

（刘　琳）

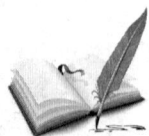

第四章　内分泌与代谢性疾病的治疗药物

学习目标

1. **掌握**　糖皮质激素、硫脲类抗甲状腺药、胰岛素、口服降糖药的作用、用途及不良反应。

2. **熟悉**　糖皮质激素的用法与疗程，甲状腺激素、碘和碘化物、放射性^{131}I 的作用、用途和主要不良反应。

3. **了解**　盐皮质激素、促皮质素、β受体阻断药的作用特点和主要用途。

4. 能正确选用药物治疗相应的内分泌与代谢性疾病。

5. 对治疗内分泌与代谢性疾病药物的不良反应有一定的认识，避免临床工作中严重不良反应的发生。

扫码"学一学"

案例导入

患者，女，27 岁。以全身水肿、少尿 1 周入院。辅助检查：胆固醇 12.6 mmol/L，白蛋白 8 g/L，尿量 0.8 L/d，尿蛋白 8.7 g/24h，诊断为肾病综合征。每日给予泼尼松 40 mg 治疗，病情逐渐好转，尿蛋白 0.5 g/24h，胆固醇 5.1 mmol/L，白蛋白 27 g/L，尿量 1.8 L/d，体重 60 kg。用药 21 天后减量，24 天停药，3 天后肾病综合征复发。

问题：

1. 该患者治疗过程中的经验和教训是什么？

2. 使用糖皮质激素应如何减量、停药？

第一节　概　述

目前，许多内分泌与代谢性疾病是可防治的，其治疗原则主要是根除病因或纠正病理生理引起的功能紊乱和代谢失常。

内分泌腺功能亢进性疾病的治疗方法包括：手术切除导致功能亢进的肿瘤或增生组织，如甲亢的外科治疗；放射治疗毁损肿瘤或增生组织，如^{131}I 治疗甲亢；药物抑制激素合成和释放或拮抗其作用于受体，如螺内酯拮抗醛固酮受体等；以靶腺激素抑制促激素的合成和分泌，如皮质醇类抑制 ACTH 分泌，从而抑制肾上腺皮质产生过多雄激素以治疗先天性肾上腺皮质增生；化学治疗，如米托坦或氨鲁米特治疗肾上腺皮质癌；采用某些药物以调节神经递质所引起的下丘脑－腺垂体－靶腺轴功能失常，如溴隐亭治疗垂体催乳素瘤或闭经溢乳征。

对内分泌腺功能减退性疾病，主要采用如下几种疗法。激素的替代治疗，如甲状腺功能减

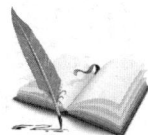

退者补充甲状腺激素；运用药物刺激激素分泌或增强其作用，如磺酰脲类或胰岛素增敏剂治疗糖尿病；内分泌腺组织移植，如胰岛细胞或胰腺移植；有明确病因的患者应根除病因，如肾上腺结核所致肾上腺皮质功能减退者，应同时给予抗结核治疗。

第二节　肾上腺皮质激素类药

肾上腺皮质激素由肾上腺皮质分泌，均属甾体化合物，包括糖皮质激素、盐皮质激素和性激素。

一、糖皮质激素

临床常用的糖皮质激素主要有三类。短效类，如氢化可的松、可的松等；中效类，如泼尼松（强的松）、泼尼松龙（强的松龙）、甲泼尼龙、曲安西龙等；长效类，如地塞米松、倍他米松等（表4-1）。

其中，可的松、泼尼松需在肝内分别转化成氢化可的松、泼尼松龙才有药理作用，故严重肝功能不全的患者宜用氢化可的松或泼尼松龙。

表4-1　糖皮质激素类药物

分类	药物	糖代谢*	水盐代谢*	抗炎作用*	半衰期（h）	抗炎等效剂量（mg）
短效类	氢化可的松	1	1	1	1.5~2.0	20
	可的松	0.8	0.8	0.8	2.5~3.0	25
中效类	泼尼松	3.5	0.6	3.5	3.6	5
	泼尼松龙	4	0.6	4	2.1~4.0	5
	甲泼尼龙	10	0.5	5	>3.3	4
	曲安西龙	5	0	5	>3.3	4
长效类	地塞米松	30	0	30	>5.0	0.75
	倍他米松	35	0	25~40	>5.0	0.6

注：*表中数值为与氢化可的松比较的相对强度。

（一）药理作用

1. 抗炎作用　糖皮质激素在炎症早期，可降低毛细血管通透性、减少渗出、抑制白细胞浸润及吞噬反应，缓解红、肿、热、痛等局部症状；在炎症后期，能抑制毛细血管和成纤维细胞的增生，延缓肉芽组织形成，防止组织粘连和瘢痕形成。但抗炎的同时会降低机体的防御功能，易致感染扩散、伤口愈合延缓。

2. 抗免疫作用　糖皮质激素对免疫过程的许多环节均有抑制作用，小剂量抑制细胞免疫，大剂量抑制体液免疫，可使机体的免疫功能降低。也可抑制过敏介质的释放，减轻过敏症状。

3. 抗内毒素作用　糖皮质激素能增强机体对内毒素的耐受力，减少内热原的释放，缓解毒血症状，但不能中和内毒素，对外毒素亦无作用。

4. 抗休克作用　大剂量糖皮质激素可用于严重休克，特别是感染性休克的治疗。其作用可能与下列因素有关：抗炎、抗免疫、抗内毒素的综合作用；稳定溶酶体膜，减少心肌抑制因子（MDF）的形成；降低血管对缩血管物质的敏感性，改善微循环；增强心肌收缩力，增加心输出量。

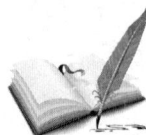

5. 允许作用　糖皮质激素可增强儿茶酚胺的缩血管作用和胰高血糖素的升血糖作用等。

6. 影响物质代谢　①糖代谢：可促进糖异生，减少葡萄糖的分解、利用，增加肝、肌糖原含量，升高血糖。②蛋白质代谢：能促进蛋白质分解，抑制蛋白质合成，导致负氮平衡，引起肌肉萎缩、皮肤变薄、伤口愈合缓慢、儿童生长发育迟缓等。③脂肪代谢：促进脂肪分解，抑制其合成，长期使用会使脂肪重新分布在面部、胸部、背部及臀部，出现向心性肥胖。④水盐代谢：糖皮质激素有较弱的盐皮质激素样作用，长期使用可致水钠潴留，促进钙、磷排出，导致低血钾及骨质疏松等。

7. 其他作用

（1）刺激骨髓造血功能　糖皮质激素能使血中红细胞、血红蛋白、血小板、中性粒细胞增多，但使淋巴细胞和嗜酸性粒细胞减少。

（2）提高中枢神经系统兴奋性　某些患者长期应用，可出现欣快、激动、失眠等症状，偶可诱发精神失常、癫痫，儿童大剂量应用可导致惊厥。

（3）退热作用　对严重感染、发热患者，糖皮质激素具有迅速而良好的解热作用。但发热性疾病未确诊前不宜滥用，以免掩盖病情，延误诊断。

（4）对消化系统作用　糖皮质激素能增加胃酸和胃蛋白酶的分泌，促进消化，降低胃黏膜的自我保护与修复功能。

（二）临床应用

1. 严重急性感染　常用于治疗严重的急性中毒性感染，如中毒性菌痢、暴发型流脑、中毒性肺炎、重症伤寒、败血症等，可迅速缓解症状，防止心、脑、肾等脏器的损伤，帮助患者度过危险期。但其无抗菌作用，且降低机体的防御力，可致感染扩散，故必须与足量、有效的抗菌药合用。由于目前缺乏疗效确切的抗病毒药，因此，病毒性感染一般不用激素，但对传染性肝炎、流行性腮腺炎、重症非典型性肺炎、麻疹、乙型脑炎等严重病毒性疾病，为迅速控制症状，防止并发症，也可酌情使用。

2. 防止某些炎症后遗症　某些重要器官的炎症，如脑膜炎、胸膜炎、心包炎、角膜炎、关节炎、睾丸炎及大面积烧伤等，早期应用可减少渗出，减轻愈合过程中组织粘连和瘢痕的形成，减轻或防止后遗症的发生。

3. 自身免疫性疾病、过敏性疾病及器官移植排斥反应　对自身免疫性疾病如风湿热、类风湿关节炎、系统性红斑狼疮、皮肌炎、肾病综合征等有缓解症状的作用，但停药后易复发，应采取综合治疗措施；对过敏性疾病如荨麻疹、过敏性鼻炎、支气管哮喘、过敏性休克等，在使用肾上腺素受体激动药和抗组胺药疗效不佳时，可应用糖皮质激素辅助治疗；对异体器官移植术后的免疫排斥反应也有防治作用。

4. 抗休克　大剂量糖皮质激素常用于抢救各种休克。对感染性休克疗效最佳，宜早期、大量、突击使用；对过敏性休克，可与首选药肾上腺素合用；对心源性休克和低血容量性休克，需结合病因治疗。

5. 某些血液病　可用于治疗儿童急性淋巴细胞性白血病、再生障碍性贫血、粒细胞减少症、血小板减少症和过敏性紫癜等，但停药后易复发。

6. 替代疗法　适用于垂体前叶功能减退症、肾上腺次全切除术后和急、慢性肾上腺皮质功能不全等疾病的治疗。

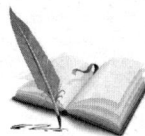

7. 局部外用 对接触性皮炎、湿疹、牛皮癣、肛门瘙痒等有效。

（三）不良反应

1. 长期大剂量用药引起的不良反应

（1）医源性肾上腺皮质功能亢进 又称类肾上腺皮质功能亢进综合征。长期大量应用糖皮质激素会导致机体物质代谢和水电解质代谢紊乱，表现为满月脸、水牛背、向心性肥胖、痤疮、多毛、肌肉萎缩、皮肤变薄，低血钾、高血糖、高血压等。一般停药后可自行消退，必要时采取对症治疗，如应用降压药、降糖药等措施。

（2）诱发或加重感染 因糖皮质激素可抑制机体的防御机能，而自身无抗菌作用，长期应用可诱发感染或使体内潜在病灶扩散。用药过程中应密切观察有无感染征象，必要时应用有效抗菌药物。

（3）诱发或加重溃疡 可刺激胃酸、胃蛋白酶分泌，抑制胃黏膜的修复功能，长期应用可诱发或加重消化性溃疡，严重者可致出血或穿孔。用药时应注意观察有无腹痛、黑便等。糖皮质激素不宜与可能引起胃出血的药物（如水杨酸类）合用。

（4）心血管系统并发症 糖皮质激素长期应用可诱发高血压、动脉粥样硬化等。

（5）其他 如诱发精神失常、癫痫、胰腺炎、脂肪肝、青光眼、骨质疏松、自发性骨折、股骨头坏死、伤口愈合延迟等，儿童则导致生长发育迟缓，孕妇可引起畸胎。

2. 停药反应

（1）肾上腺皮质功能不全 长期大量应用糖皮质激素，可反馈性抑制下丘脑－腺垂体－肾上腺皮质轴，导致肾上腺皮质萎缩，内源性糖皮质激素水平降低。突然停药或减量过快，若发生严重应激情况如感染、创伤、手术时，患者可出现肾上腺皮质功能不全，表现为恶心、呕吐、乏力、低血压、低血糖和休克等肾上腺危象，需及时抢救。因此，长期应用糖皮质激素应逐渐减量、缓慢停药，不可骤然停药。

> **考点提示**
>
> 长期使用大剂量使用糖皮质激素产生的不良反应。

（2）反跳现象 指长期大量应用糖皮质激素，患者对激素产生了依赖性或病情尚未完全控制，突然停药或减量过快导致原病复发或恶化的现象。常需加大剂量再行治疗，待症状缓解后逐渐减量、停药。

（四）禁忌证

严重的精神病或癫痫、高血压、充血性心力衰竭、糖尿病、活动性溃疡、青光眼、角膜溃疡、肾上腺皮质功能亢进症、新近胃肠吻合术、骨折或创伤恢复期、抗菌药不能控制的感染（如病毒、真菌感染）、孕妇等禁用。当适应证和禁忌证并存时，应权衡利弊，慎重决定。

（五）用法与疗程

1. 大剂量突击疗法 适用于严重急性感染及各种休克等危重患者的抢救。常采用甲泼尼龙静脉滴注，每天 1 g，疗程一般不超过 3 天。

2. 小剂量替代疗法 适用于垂体前叶功能减退症、肾上腺次全切除术后、肾上腺皮质功能减退症，一般用可的松或氢化可的松口服。

3. 一般剂量长期疗法 适用于自身免疫性疾病、肾病综合征、血液系统疾病等，常用泼尼松口服。

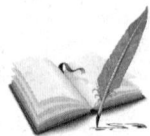

4. 隔日疗法　一般剂量长期治疗的患者，常将两日的总量在隔日早晨 7~8 时一次给予。此法宜选用中效制剂，如泼尼松、泼尼松龙等。

二、盐皮质激素

盐皮质激素包括去氧皮质酮和醛固酮，能促进肾远曲小管和集合管重吸收钠、水和排出钾。临床上常用去氧皮质酮治疗慢性肾上腺皮质功能减退症（Addison's disease，艾迪生病）。

三、促皮质素和皮质激素抑制药

（一）促肾上腺皮质素（ACTH）

ACTH 的作用是促进肾上腺皮质合成和释放肾上腺皮质激素（特别是糖皮质激素），促进肾上腺皮质增生。当 ACTH 缺乏时，将会引起肾上腺皮质萎缩，分泌功能减退。ACTH 口服无效，只能注射给药，用于测定肾上腺皮质功能及长期使用皮质激素的停药前后，以防止因停药而发生肾上腺皮质功能不全。

（二）皮质激素抑制药

皮质激素抑制药可代替外科的肾上腺皮质切除术，临床常用的有米托坦和美替拉酮等。

米托坦能选择性地使肾上腺皮质束状带和网状带细胞萎缩、坏死，故用药后血、尿中氢化可的松及其代谢产物迅速减少，但球状带分泌醛固酮不受影响。主要用于不能手术切除的皮质癌及皮质癌术后辅助治疗。有胃肠道不适、嗜睡、乏力等不良反应。

第三节　甲状腺激素和抗甲状腺药

一、甲状腺激素

T_3、T_4 口服均易吸收，两者半衰期（$t_{1/2}$）均超过 1 天，每天只需用药一次，主要在肝脏代谢，由肾脏排泄，可通过胎盘进入乳汁，故妊娠期和哺乳期妇女慎用。

（一）药理作用

1. 维持正常生长发育　甲状腺激素可促进蛋白质合成，对骨骼及脑的发育尤其重要。

2. 促进新陈代谢　甲状腺激素可促进物质氧化，增加耗氧量，提高基础代谢率，使产热增多。

3. 提高机体对儿茶酚胺的敏感性　甲亢时表现为一系列交感神经兴奋的症状，如烦躁易怒、失眠、手震颤、心率加快、血压升高等。

（二）临床应用

1. 呆小症　尽早使用 TH 治疗。

2. 黏液肿　应从小剂量开始，逐步增大剂量。

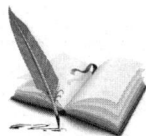

> **知识链接**

黏液肿

黏液肿是以皮肤内散在或弥漫性黏蛋白沉积和显微镜下胶原破碎为特征的代谢障碍性疾病。患者出汗减少，疲乏，胃口欠佳，体重增加，智力减退，体温低，畏寒，面部表情淡漠，面颊及眼睑水肿，面色苍白，皮肤呈象牙色，干燥粗糙，脱屑而增厚，尤以手臂、大腿明显，有非凹陷性水肿，眉毛外侧脱落稀疏而细，腋毛和阴毛脱落，指甲生长缓慢易脆可见纵横条纹，牙齿稀疏易碎，可出现肌肉松弛无力、心动过缓、心脏扩大、心包积液，严重者可致昏迷。

3. 单纯性甲状腺肿　以食用含碘食盐预防为主，必要时可用甲状腺片治疗。

（三）不良反应

过量可引起甲状腺功能亢进的临床表现。老年人或心脏病患者，可发生心绞痛、心肌梗死，一旦发生，应立即停用甲状腺激素，并给予 β 受体阻断药对抗，待症状消失后再从小剂量开始服用。

二、抗甲状腺药

抗甲状腺药是指能阻止或减少甲状腺激素的合成与释放、消除甲亢症状的药物。治疗甲亢的药物有硫脲类、碘和碘化物、放射性^{131}I 及 β 受体阻断药四类。

（一）硫脲类

硫脲类可分为两类。①硫氧嘧啶类，包括甲硫氧嘧啶（MTU）、丙硫氧嘧啶（PTU）。②咪唑类，包括甲巯咪唑（MMI）、卡比马唑（CMZ）。口服易吸收，吸收后分布于全身组织，甲状腺组织内浓度较高，可通过胎盘，主要在肝内代谢，经肾排泄，部分经乳汁排出。

1. 药理作用

（1）抑制甲状腺激素合成　通过抑制过氧化酶阻止酪氨酸碘化及偶联，使甲状腺激素的合成受阻。但对已合成的甲状腺激素无拮抗作用，只能待已合成的激素耗竭后才显效，故一般用药后 2~3 周症状开始改善，基础代谢率恢复正常需要 1~2 个月。

（2）抑制 T_4 转化为 T_3　丙硫氧嘧啶能抑制外周组织的 T_4 转化为 T_3，迅速控制血中生物活性较强的 T_3 水平，故在重症甲亢、甲状腺危象时该药可列为首选。

（3）免疫抑制作用　硫脲类药物能抑制免疫球蛋白的生成，使血中甲状腺免疫球蛋白下降。由于甲亢的发病与自身免疫功能异常有关，因此对甲亢患者除能控制高代谢症状外，对病因也有一定的治疗作用。

2. 临床应用

（1）甲亢的内科治疗　适用于轻症、不宜手术或放射性^{131}I 治疗的患者，如儿童、青少年、年老体弱、术后复发或合并严重心、肝、肾疾病等患者。

（2）甲亢手术术前准备　手术前先用硫脲类药物，使患者的甲状腺功能恢复或接近正常水平，以减少手术并发症，防止甲状腺危象的发生。

（3）甲状腺危象的治疗　应用大剂量硫脲类药物阻止甲状腺激素的合成。

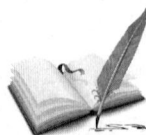

3. 不良反应

（1）过敏反应 最常见，有皮肤瘙痒、药疹、发热等，一般不需停药，可自行消失。

（2）粒细胞缺乏症 最严重，多发生在治疗后的 2～3 个月内，年老体弱者较易发生。故用药期间应定期检查血象，若白细胞总数明显降低或患者出现发热、咽痛等感染征象，应立即停药，多数可恢复正常。

（3）甲状腺肿和甲状腺功能减退症 长期用药可反馈性地引起腺体增生，甲状腺肿大，也可诱导甲状腺功能减退。故用药后需定期测定甲状腺功能，如有异常，及时停药常可恢复。

考点提示

使用硫脲类药物需密切观察患者有无感染征象，防止粒细胞缺乏症。

（4）其他 如胃肠道反应及肝脏损害、转氨酶升高等。严重肝损、粒细胞缺乏、有高度突眼或有压迫症状的甲状腺功能亢进症及甲状腺癌患者、妊娠及哺乳期妇女禁用。

（二）碘和碘化物

常用的碘和碘化物有复方碘溶液（卢戈液：含碘5%、碘化钾10%），以及碘化钾、碘酸钾和碘化钠等。

1. 药理作用 不同剂量的碘对甲状腺功能可产生完全不同的作用。

（1）小剂量的碘是合成甲状腺激素的原料之一，可促进甲状腺激素的合成。

（2）大剂量的碘有抗甲状腺作用，主要通过抑制蛋白水解酶，阻止甲状腺激素的释放；并抑制过氧化酶，减少甲状腺素的合成；此外，还可对抗 TSH 致腺体增生的作用，使甲状腺组织退化，腺体缩小、变韧，有利于手术的进行及减少术中出血。

2. 临床应用

（1）单纯性甲状腺肿 以食用含碘食盐防治为主，也可用小剂量复方碘溶液补碘。

（2）甲亢手术术前准备 在用硫脲类药物控制症状的基础上，术前两周加服大剂量的碘剂，常用复方碘溶液。

（3）甲状腺危象的治疗 静脉滴注大剂量碘剂迅速缓解症状。

3. 不良反应

（1）过敏反应 可于用药后立即或几小时后发生，主要表现为血管神经性水肿、上呼吸道水肿或严重喉头水肿。停药后可消退，对碘过敏者禁用。

（2）慢性碘中毒 长期应用可引起碘中毒，表现为口腔及咽喉烧灼感、口中金属味、唾液分泌增多、鼻炎、结膜炎等，停药后可消失。

（3）甲状腺功能紊乱 长期或过量服用碘剂可诱发甲亢，也可引起甲状腺功能减退或甲状腺肿。碘能通过胎盘、进入乳汁引起新生儿甲状腺肿，故孕妇及哺乳期妇女慎用。

（三）放射性碘

临床应用的放射性碘是^{131}I，其 $t_{1/2}$ 为 8 天。

1. 药理作用 甲状腺具有高度摄碘能力，^{131}I 可被甲状腺摄取，产生 β 射线（占99%）和 γ 射线（占1%）。其中，β 射线在组织内的射程仅约 2 mm，其辐射作用仅限于甲状腺内，可破坏甲状腺滤泡上皮，很少损伤周围其他组织，起到类似切除部分甲状腺的作用；γ 射线射程长，能在体外测得，可用于甲状腺摄碘功能的测定。

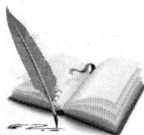

2. 临床应用

（1）甲亢的治疗　用于不宜手术、术后复发及对硫脲类药物过敏或无效的患者，作用缓慢，一般用药后 1 个月见效，3~4 个月后甲状腺功能恢复正常。

（2）甲状腺功能检查　通过对体表 γ 射线的测定，了解甲状腺摄碘功能，辅助诊断甲状腺功能紊乱性疾病。

3. 不良反应　用量过大易致甲状腺功能低下，故须严格控制剂量，一旦发生，应立即停药，并补充甲状腺激素。儿童甲状腺组织处于生长期，对 ^{131}I 更敏感。因此，20 岁以下的患者、妊娠和哺乳期妇女、严重肾功能不全、重度浸润性突眼症及甲状腺不能摄碘者禁用。该药的致癌和诱发白血病作用尚待确定，使用前需权衡利弊。

（四）β 受体阻断药

β 受体阻断药如普萘洛尔、美托洛尔等，通过阻断 β 受体竞争性对抗儿茶酚胺的作用；并通过抑制脱碘酶减少外周组织的 T_4 转变为 T_3，能有效控制甲亢患者的心悸、出汗、震颤、焦虑等交感神经兴奋症状。临床主要用于控制甲亢症状、甲亢手术前准备和甲状腺危象的辅助治疗。

第四节　胰岛素和口服降糖药

目前常用的降血糖药物有胰岛素和口服降糖药。

一、胰岛素

药用胰岛素应冷藏、避光保存，不可受热、日晒或冷冻。口服易被消化酶破坏，故不能口服，一般皮下注射或静脉注射。常用制剂见表 4-2。

表 4-2　各种胰岛素制剂和胰岛素类似物的特点（皮下注射）

制剂	起效	高峰	持续
短效　胰岛素（RI）	0.5 小时	2~4 小时	6~8 小时
半慢胰岛素锌混悬液	1~2 小时	4~6 小时	10~16 小时
中效　低精蛋白锌胰岛素混悬液	1~3 小时	6~12 小时	18~26 小时
慢胰岛素锌混悬液			
长效　精蛋白锌胰岛素混悬液（PZI）	3~8 小时	14~24 小时	28~36 小时
特慢胰岛素锌混悬液			
胰岛素类似物			
速效胰岛素类似物（门冬胰岛素）	10~15 分钟	1~2 小时	4~6 小时
速效胰岛素类似物（赖脯胰岛素）	10~15 分钟	1~1.5 小时	4~5 小时
长效胰岛素类似物（甘精胰岛素）	2~3 小时	无峰	30 小时
长效胰岛素类似物（地特胰岛素）	3~4 小时	3~14 小时	24 小时
预混胰岛素类似物（预混门冬胰岛素30）	10~20 分钟	1~4 小时	14~24 小时
预混胰岛素类似物（预混赖脯胰岛素25）	15 分钟	30~70 分钟	16~24 小时
预混胰岛素类似物（预混赖脯胰岛素50）	15 分钟	30~70 分钟	16~24 小时

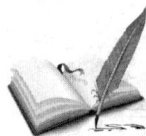

（一）药理作用

胰岛素与肝脏、脂肪、肌肉等组织上的胰岛受体结合后，可对物质代谢产生广泛影响。

1. 糖代谢　胰岛素可增加葡萄糖的转运，加速葡萄糖的氧化和酵解，促进糖原的合成和贮存，抑制糖原分解和糖异生，降低血糖。

2. 蛋白质代谢　胰岛素可促进蛋白质的合成，抑制蛋白质的分解。

3. 脂肪代谢　胰岛素能促进脂肪合成并抑制其分解，减少游离脂肪酸和酮体的生成。

4. 促进钾离子转运　胰岛素能促进 K^+ 内流，增加细胞内 K^+ 浓度。

（二）临床应用

1. 糖尿病　1 型糖尿病，最有效的是治疗药物，终身用药；经饮食控制及口服降血糖药疗效不佳的 2 型糖尿病；糖尿病患者出现了酮症酸中毒等严重并发症；糖尿病合并感染、妊娠、创伤、手术等应激情况。

2. 纠正细胞内缺钾　胰岛素与葡萄糖、氯化钾组成的极化液（GIK 液）可促进 K^+ 内流，纠正细胞内缺钾，临床用于防治心肌梗死或其他心脏疾患引起的心律失常。

3. 其他　胰岛素与 ATP、辅酶 A 组成能量合剂，可用于肝炎、肝硬化、肾炎、心衰等疾病的辅助治疗。

（三）不良反应

（1）低血糖反应　是胰岛素的主要不良反应，常见于胰岛素过量、注射胰岛素后未按时进餐或活动量过大时。

（2）胰岛素过敏反应　局部反应系注射部位产生红、肿、热反应，甚至形成结节。多发生开始注射的前几周，以后消失。少数对胰岛素本身的过敏反应，临床表现有荨麻疹，甚至休克。

（3）屈光变化　注射胰岛素早期有时出现一过性双眼老视，视物模糊，可能是晶状体和眼组织液渗透压改变的结果。当糖尿病有效控制后，可自行调整恢复。

（4）胰岛素水肿　当胰岛素治疗使高血糖得到控制时，患者多有水肿，可能原因如下。糖尿病未控制时，多尿引起钠的丢失，糖尿病有效控制后，肾素－血管紧张素－醛固酮系统仍较活跃，使钠潴留；糖尿病未控制时，血浆胰高血糖素增高，促进钠的排出，糖尿病有效控制后，胰高血糖素水平降低，引起钠潴留。原有心血管疾病或糖尿病心血管并发症者，钠潴留可引起急性心功能不全。

（5）胰岛素抵抗　在无酮症酸中毒、感染及其他疾病的影响下，每日胰岛素需要量超过 100U 或 200U，至少历时 48 小时以上者，称为胰岛素抵抗。胰岛素抵抗包括免疫性和非免疫性抵抗，长期注射胰岛素（猪或牛胰岛素）会产生抗体，结合大量胰岛素，使之应用量增大，此为免疫性抵抗；非免疫性抵抗常见于肥胖型糖尿病患者，其对胰岛素不敏感的机制尚未完全阐明，但降低体重可纠正胰岛素抵抗。

（6）胰岛素性脂肪营养不良　多次皮下注射，在同一部位出现脂肪萎缩或肿块形成两种反应。儿童或成年妇女皮下注射，往往引起无痛性皮下脂肪萎缩；成年男性则出现注射部位肿胀，系由于多次注射后局部纤维组织增生，形成血供不足的肿块。

二、口服降糖药

目前常用口服降糖药包括磺酰脲类药物（SU）、双胍类药物、α-葡萄糖苷酶抑制剂、

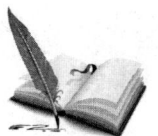

胰岛素增敏剂和餐时血糖调节剂等。

（一）磺酰脲类药物

本类药物口服吸收好，与血浆蛋白结合率高，多数药物在肝内氧化代谢，经肾排出。常用的药物见表 4-3。

表 4-3　常用磺酰脲类制剂及用法

药名	每片剂量（mg）	每日剂量（mg）	日服次数	药效时间（h）	代谢方式	24小时尿中排出率
甲苯磺丁脲	500	500~3000	2~3	6~8	肝内氧化	100%
格列本脲	2.5	2.5~15.0	1~2	16~24	肝内代谢	50%
格列吡嗪	5	2.5~30	1~3	8~12	肝内代谢	89%
格列吡嗪控释片	5	5~20	1	6~12		
格列齐特	80	80~320	1~2	10~20	肾脏排泄	80%
格列齐特缓释片	30	30~120	1	12~20		
格列波脲	25	12.5~75	1~2	8~10	肝内代谢	65%
格列喹酮	30	30~180	1~2	4~8	肝内代谢	<5%
格列美脲	1,2	1~8	1	2~24	肝内代谢	60%

1. 药理作用

（1）降血糖作用　SU 与胰岛 β 细胞膜上受体结合，关闭钾离子通道，减少细胞内钾离子外流，细胞膜去极化，开放钙离子通道，细胞内钙离子增加，促进内源性胰岛素分泌。SU 降血糖作用的前提是机体尚保存相当数量（30% 以上）有功能的 β 细胞。

（2）抗利尿作用　氯磺丙脲、格列本脲可促进 ADH 的分泌，并增强 ADH 的作用而减少尿量。

（3）其他　格列齐特可抑制血小板的黏附、聚集，刺激纤溶酶原的合成和恢复纤溶酶活性，有利于防治糖尿病患者并发微血管病变。

2. 临床应用

（1）糖尿病　用于胰岛功能尚存且饮食控制无效的 2 型糖尿病患者。

（2）尿崩症　氯磺丙脲、格列本脲可用于治疗尿崩症，与氢氯噻嗪合用能提高疗效。

3. 不良反应　①低血糖反应：饮食不当、SU 剂量过大、使用长效制剂可诱发低血糖反应，尤其多见于肝、肾功能不全和高龄患者，并有可能在停药后 1~2 天内仍有低血糖发作。②胃肠道反应：畏食、恶心、呕吐、腹痛、腹泻等，可对症治疗或减量，停药，重者有胆汁淤滞性黄疸和肝功能损害，应停药。③皮肤表现：皮肤瘙痒、皮疹和光敏性皮炎等，属过敏反应性质应予停用。④造血系统：白细胞减少较多见，其他有粒细胞缺乏、再生障碍性贫血、溶血性贫血、血小板减少等。⑤其他不良反应：头痛、眩晕、嗜睡、软弱乏力、共济失调、四肢震颤、视物模糊及偶有发生甲状腺功能减退等。由于糖尿病病程长，常有各种并发症或伴发病，在 SU 类药物治疗时必须注意与其他疾病治疗药物的相互影响与干扰，水杨酸、磺胺类药物、β 受体阻断药等可增加该类药物的降糖效应，而呋塞米、糖皮质激素等可减弱其降糖效应。

（二）双胍类药物

主要有二甲双胍。

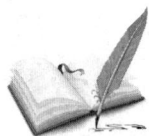

1. 药理作用　主要系促进肌肉等外周组织摄取和利用葡萄糖，加速无氧糖酵解，抑制肝糖异生及糖原分解，延缓葡萄糖在胃肠道吸收。与磺脲类及胰岛素合用有协同作用。对正常人无降血糖作用。

2. 临床应用　主要用于经控制饮食无效的 2 型糖尿病患者，减轻体重，尤其适合于肥胖患者。

3. 不良反应

（1）一般不良反应　如厌食、口苦、口腔金属味、胃肠刺激等，减量或停药后可消失。

（2）低血糖反应　极少见。

（3）乳酸血症　可促进葡萄糖的无氧酵解，使血中乳酸增多，甚至引起乳酸性酸中毒，为最严重的不良反应。

（三）α–葡萄糖苷酶抑制剂

本类药物包括阿卡波糖、伏格列波糖、米格列醇等。它们能与碳水化合物竞争小肠黏膜上皮细胞上的 α–葡萄糖苷酶，抑制淀粉类食物分解为葡萄糖，并延缓葡萄糖的吸收，从而降低餐后血糖。

主要用于 2 型糖尿病，尤其适用于空腹血糖正常而餐后血糖明显升高者，常与其他降糖药合用，可减少磺酰脲类或胰岛素的用量。

不良反应以消化道症状较常见，如腹胀、腹泻、胃肠痉挛性疼痛等，偶有顽固性便秘。

> **考点提示**
>
> 胰岛素最常见的不良反应是低血糖，双胍类药物最严重的不良反应是乳酸性酸中毒，磺酰脲类药物最常见的不良反应是低血糖反应。

（四）胰岛素增敏剂

有罗格列酮、吡格列酮、曲格列酮、环格列酮、恩格列酮等，同属噻唑烷二酮类化合物。主要作用是增强靶细胞对胰岛素的敏感性。

临床主要用于其他降糖药疗效不佳的 2 型糖尿病，尤其是对胰岛素耐受的患者，可单独使用，也可与胰岛素或磺酰脲类合用。

不良反应有贫血、水肿或肝功能损害，有心衰倾向或肝病者不用或慎用。

（五）餐时血糖调节剂

瑞格列奈是另一型促胰岛素分泌药物，通过刺激胰岛 β 细胞释放胰岛素使血糖迅速降低。本类药物最大特点是可以促进糖尿病患者胰岛生理性分泌曲线的恢复，也称餐时血糖调节剂。主要适用于治疗 2 型糖尿病，老年糖尿病患者及糖尿病肾病患者均可应用，对磺酰脲类药物过敏者亦可使用。常见不良反应为低血糖、胃肠道反应等。

本章小结

肾上腺皮质激素包括糖皮质激素、盐皮质激素和性激素。糖皮质激素小剂量主要影响糖、蛋白质和脂肪代谢，大剂量则产生抗炎、抗免疫、抗毒、抗休克、兴奋中枢神经、增强骨髓造血机能、退热等作用。糖皮质激素临床应用广泛，但不良反应也很多，长期用药可抑制肾上腺皮质功能，宜采用隔日疗法，停药时应逐渐减量、缓慢停药。甲状腺激素的

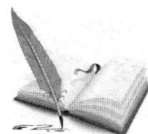

作用是促进生长发育、促进新陈代谢、提高机体对儿茶酚胺的敏感性，主要用于甲状腺功能低下的替代治疗。抗甲状腺药有硫脲类、碘和碘化物、放射性[131]I、β受体阻断药四类，可用于甲亢、甲亢手术的术前准备及甲状腺危象的治疗。降血糖的药物有胰岛素和口服降糖药，胰岛素可用于治疗各型糖尿病，口服降糖药主要用于治疗2型糖尿病，包括磺酰脲类、双胍类、α-葡萄糖苷酶抑制剂、胰岛素增敏剂、餐时血糖调节剂等。

目标检测

扫码"练一练"

一、选择题

1. 炎症后期使用糖皮质激素的目的是
   - A. 稳定溶酶体膜
   - B. 降低毛细血管通透性
   - C. 促进炎症消散
   - D. 降低毒素对机体的损害
   - E. 抑制肉芽组织生长，防止粘连和瘢痕形成

2. 糖皮质激素对血液系统的影响是使循环血中
   - A. 血小板的数量减少
   - B. 淋巴细胞的数量减少
   - C. 红细胞的数量减少
   - D. 红细胞的数量和血红蛋白均减少
   - E. 中性粒细胞的数量减少

3. 下列给药方法激素对肾上腺皮质机能影响较小的是
   - A. 大剂量突击疗法
   - B. 一般剂量长程疗法
   - C. 隔日疗法
   - D. 每晚一次给药法
   - E. 小剂量替代疗法

4. 使用糖皮质激素治疗的患者宜采取
   - A. 高盐、低糖、高蛋白饮食
   - B. 低盐、低糖、高蛋白饮食
   - C. 低盐、低糖、低蛋白饮食
   - D. 高盐、高糖、低蛋白饮食
   - E. 高盐、高糖、高蛋白饮食

5. 关于糖皮质激素的应用，下列错误的是
   - A. 水痘和带状疱疹
   - B. 风湿和类风湿关节炎
   - C. 血小板减少症
   - D. 过敏性休克
   - E. 中毒性肺炎、重症伤寒和急性粟粒型肺结核

6. 青少年甲亢患者，内科常规治疗药物为
   - A. 碘化钾
   - B. 普萘洛尔
   - C. 甲状腺素
   - D. 丙硫氧嘧啶
   - E. 放射性碘

7. 治疗黏液性水肿选用
   - A. 碘剂
   - B. 甲状腺素
   - C. 甲巯咪唑
   - D. 卡比马唑
   - E. 丙硫氧嘧啶

8. 甲亢患者术前准备，正确的给药方法为

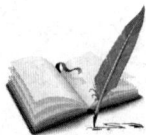

    A. 仅给硫脲类

    B. 仅给碘化钾

    C. 先给硫脲类，术前 2 周再给小剂量碘化钾

    D. 先给硫脲类，术前 2 周再给大剂量碘化钾

    E. 先给碘化钾，术前 2 周再给硫脲类

9. 硫脲类药物最严重的不良反应是

    A. 狼疮样反应　　　　　　　　B. 乳酸酸中毒

    C. 粒细胞缺乏症　　　　　　　D. 胃肠道反应

    E. 甲状腺功能减退症

10. 胰岛素最主要的不良反应是

    A. 粒细胞减少　　　　　　　　B. 过敏反应

    C. 低血糖反应　　　　　　　　D. 注射局部出现硬结、红肿等

    E. 胰岛素抵抗

二、思考题

常用的口服降糖药有哪些？其作用机制及不良反应是什么？

（刘尚智）

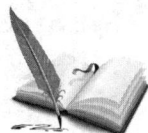

下　篇

常见内分泌与代谢性疾病的诊断和治疗

第五章 腺垂体功能减退症

学习目标

1. **掌握** 腺垂体功能减退症的临床表现、治疗原则。
2. **熟悉** 腺垂体功能减退症的病因。
3. **了解** 腺垂体功能减退症的辅助检查项目。
4. 学会垂体危象的诊断及处理。
5. 能按照临床思维方法对腺垂体功能减退症的患者进行诊断与鉴别诊断，并做出正确处理。
6. 具有尊重腺垂体功能减退症患者、保护患者隐私和预防医疗事故发生的意识。

案例导入

患者，女，39岁。10年前分娩后闭经，无乳，食欲减退，畏寒。查体：T 37.5℃，P 90次/分，R 20次/分，BP 90/64 mmHg，面色苍白，毛发脱落，消瘦，心率90次/分，血糖2.4 mmol/L。

问题：

1. 诊断及诊断依据是什么？
2. 导致此种疾病可能的原因是什么？
3. 治疗原则是什么？

腺垂体功能减退症（hypopituitarism），是由多种病因引起腺垂体全部或大部分受损，导致一种或多种腺垂体激素分泌减少所致的临床综合征。本病临床表现变化较大，妇女因产后腺垂体缺血性坏死导致腺垂体功能减退的临床表现最突出，称为席汉综合征；成人腺垂体功能减退症又称西蒙病；儿童时期发生腺垂体功能减退可影响生长发育，导致垂体性矮小症。

一、病因和发病机制

腺垂体功能减退症的病因很多，由腺垂体本身病变引起者称为原发性腺垂体功能减退症，由下丘脑、中枢神经系统病变及垂体门脉系统受损等所致者称为继发性腺垂体功能减退症。

1. 垂体及下丘脑附近肿瘤 垂体瘤是成人腺垂体功能减退症最常见原因。体积较大的垂体腺瘤压迫正常垂体组织，或转移性肿瘤侵犯下丘脑或垂体前叶，可导致腺垂体功能减退。有功能的垂体腺瘤分泌激素过多导致闭经泌乳、肢端肥大、库欣综合征等可与腺垂体功能减退症状并存。垂体瘤内突然出血导致垂体卒中，可出现垂体危象。

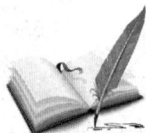

📖 知识链接

垂体瘤

　　垂体瘤约占颅内肿瘤的15%。腺垂体的每一种分泌细胞与其特定的原始干细胞均可发生肿瘤性病变。泌乳素瘤为最常见的垂体肿瘤，患者血清泌乳素（PRL）一般大于200 μg/L，高泌乳素可引起LH、FSH分泌减少，导致女性患者月经紊乱，甚至不育。生长激素瘤可持续过量分泌生长激素，导致巨人症及指端肥大症的发生。无功能垂体瘤不分泌具有生物学活性的激素，但可合成和分泌糖蛋白激素的α亚单位，血中有过多α亚单位可作为肿瘤的标志物。

　　2. 腺垂体缺血性坏死　妊娠期腺垂体增生肥大，血供丰富，围生期因某种原因引起大出血、休克、血栓形成，使腺垂体大部缺血坏死，临床称为席汉综合征。糖尿病血管病变使腺垂体供血障碍也可导致腺垂体缺血性坏死。

　　3. 手术、创伤或放疗　垂体瘤手术可能损伤正常垂体组织，可发生急性垂体前叶功能减退。严重头部损伤可引起颅底骨折、损毁垂体柄和垂体门静脉血液供应，引起腺垂体功能减退。垂体瘤或鼻咽癌放疗也可损坏下丘脑和垂体，引起本病的发生。

　　4. 先天性腺垂体功能减退　先天性腺垂体功能减退主要有两种：一是由于调节垂体发育的基因突变或缺失，引起腺垂体发育不良所致；二是由于先天性下丘脑、垂体或其附近的脑组织畸形累及腺垂体所致。

　　5. 垂体感染和炎症　各种病毒、结核分枝杆菌、化脓性细菌、真菌等感染引起的脑炎、脑膜炎或严重的全身性感染，均可直接损伤下丘脑和垂体，导致腺垂体功能减退。

　　6. 其他　淋巴细胞性垂体炎与自身免疫有关，特发性垂体功能减退症目前病因尚不明确，一些血管病变也可导致垂体缺血梗死，使腺垂体分泌功能减退。

二、临床表现

　　本病症状出现与否及严重程度取决于原发疾病、腺垂体破坏程度、垂体激素减退速度、相应靶腺萎缩程度。一般认为，腺垂体组织毁坏越多，症状越明显。腺垂体激素分泌不足的表现大多逐步出现，催乳素（PRL）和生长激素（GH）缺乏最早，其次是促性腺激素（LH、FSH）和促甲状腺激素（TSH），促肾上腺皮质激素（ACTH）缺乏较少见。垂体及下丘脑附近肿瘤引起者除有腺垂体功能减退外，还可伴有占位性病变的症状，最常见为头痛及视神经交叉受压引起的视野缺损，有时还可出现颅内压增高的临床表现。

考点提示

　　腺垂体功能减退症激素减少顺序及激素替代治疗时补充激素的顺序。

　　1. 性腺功能减退　女性有产后大出血、休克、昏迷病史，产后无乳、长期闭经、性欲减退、不孕不育、阴道分泌物减少、外阴子宫和阴道萎缩、阴道炎、性交痛，毛发脱落，尤以阴毛、腋毛为甚。成年男子可有阳痿、睾丸松软缩小、胡须稀少、无男性气质、肌力减弱、皮脂分泌减少、骨质疏松。

　　2. 甲状腺功能减退　由TSH分泌减少所致垂体性甲状腺功能减退，表现为畏寒、皮肤干燥，面色苍白，毛发稀疏，表情淡漠、反应迟钝，食欲减退，便秘，心率减慢，严重者

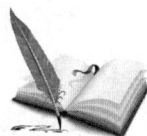

有黏液水肿面容，但通常无甲状腺肿。

3. 肾上腺功能减退　表现为疲乏无力，精神萎靡、嗜睡，食欲减退，恶心、呕吐，血压降低、头晕、眼花、直立性晕厥，血糖减低。本病由于缺乏黑素细胞刺激素，故有皮肤色素减退，面色苍白，乳晕色素浅淡，而原发性慢性肾上腺功能减退症则出现皮肤色素加深。

4. 垂体危象　在腺垂体功能减退症基础上，各种应激如感染、腹泻、呕吐、失水、饥饿、寒冷、急性心肌梗死、脑血管意外、手术、外伤、麻醉及使用镇静药、安眠药、降糖药等均可诱发腺垂体功能减退性危象（简称垂体危象）。临床上常表现为精神失常、高热、恶心、呕吐、低体温、低血糖症候群、低血压甚至昏迷等症状。

三、实验室检查

1. 性激素测定　女性患者血雌二醇（E_2）、FSH、LH 水平降低，无排卵及基础体温改变，阴道涂片未见雌激素作用的周期性改变；男性患者测 FSH、LH 及血睾酮（T）水平降低或正常低值，精液检查精子数量减少、形态改变、活动度差。

2. 甲状腺功能测定　患者血清 TT_4、FT_4 均降低，而 TT_3、FT_3 可正常或降低，TSH 减低。

3. 肾上腺皮质功能测定　患者 ACTH 减低，24 小时尿 17 - 羟皮质类固醇及游离皮质醇排量减少，血浆皮质醇浓度降低。

4. 腺垂体分泌激素测定及腺垂体前叶储备功能测试　绝大多数腺垂体功能减退患者 GH 储备降低。PRL 水平的高低有助于病变的定位诊断，垂体受损者 PRL 水平下降，下丘脑疾病引起者 PRL 反而增高。黄体生成激素释放激素（LHRH）兴奋试验、促甲状腺激素释放激素（TRH）兴奋试验、促肾上腺皮质激素释放激素（CRH）兴奋试验、生长激素释放激素（GHRH）兴奋试验等可探测腺垂体激素的分泌反应，了解腺垂体内分泌细胞的储备功能，并且有助于明确病变部位在下丘脑或垂体。

5. 影像学检查　X 线片、CT、MRI 可了解下丘脑、垂体的某些病变，能帮助判断病变部位、大小、性质及其对邻近组织的侵犯程度。

四、诊断与鉴别诊断

根据病史、症状、体征，结合实验室检查结果和影像学发现进行全面的分析，排除其他影响因素和疾病后，即可明确诊断。本病需与以下疾病鉴别。

1. 多内分泌腺功能减退综合征　即 Schmidt 综合征，是以与自身免疫反应有关的多个内分泌腺功能受损为主要表现的综合征，包括肾上腺皮质功能减退、甲状腺功能减退、糖尿病等，但患者有皮肤色素沉着及黏液性水肿，而腺垂体功能减退症患者往往皮肤色素变淡，黏液性水肿罕见。

2. 神经性厌食　多见于年轻女性，有精神症状和恶病质，闭经，但无阴毛、腋毛脱落，可与神经性贪食交替出现，内分泌检查除性腺功能减退外，腺垂体其余功能均正常。

五、治疗

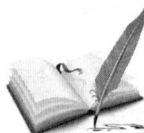

（一）病因治疗

对于出血、休克而引起的缺血性垂体坏死，关键在于预防，加强产妇围生期的监护，及时纠正产科病理状态。肿瘤患者可通过手术、放疗和化疗等措施，解除压迫及破坏作用，减轻和缓解颅内高压症状，提高生活质量。

（二）激素替代治疗

需长期甚至终身服用。治疗过程中应先补给糖皮质激素，然后再补充甲状腺激素，以防肾上腺危象的发生。一般不必补充盐皮质激素。除儿童垂体性侏儒症外，一般不必应用 GH。

1. 糖皮质激素　氢化可的松 20～30 mg/d，或泼尼松 5～7.5 mg/d，感染、应激情况下需要适当增加剂量。

2. 甲状腺激素　左甲状腺素 50～150 μg/d，或甲状腺干片 40～120 mg/d。小剂量开始，缓慢递增至维持剂量。

3. 性腺激素　育龄期女性可采用人工月经周期治疗，炔雌醇 0.02～0.05 mg/d（月经周期第 1～25 天），在最后 5 天（月经周期第 21～25 天），同时加用甲羟孕酮 4～8 mg/d 以形成人工周期性月经，还可利用人绒毛膜促性腺激素（HCG）促进生育。男性患者可补充雄激素促进第二性征发育，改善性欲，增强体力，丙酸睾酮 50 mg/w，肌内注射，也可联合 HCG 促进精子形成。

（三）垂体危象的处理

50% 葡萄糖液 40～60 ml 快速静脉推注以抢救低血糖，继以 5% 葡萄糖生理盐水静脉滴注，氢化可的松 300～400 mg/d 静脉滴注，以解除急性肾上腺功能减退危象。有感染者应积极抗感染治疗，有循环衰竭者按休克原则治疗，有水中毒者主要应加强利尿。低温者，给予小剂量甲状腺激素，并加强保暖措施。禁用或慎用吗啡等麻醉剂、巴比妥类镇静安眠药、氯丙嗪等中枢神经抑制剂或各种降糖药等，以防止诱发昏迷。

本章小结

腺垂体功能减退症，是由腺垂体激素分泌减少所致的，以一个或多个内分泌腺功能减退为临床表现的一系列临床症候群。主要病因为垂体瘤、产后大出血，促性腺激素和催乳素减少最早出现且较为严重，促甲状腺激素次之，促肾上腺皮质激素缺乏最少见。根据病史、典型临床表现，测定靶腺激素、垂体分泌的激素及影像学检查即可确诊。激素替代治疗后症状迅速缓解，患者需终身维持治疗。

目标检测

扫码"练一练"

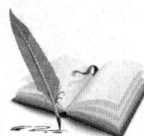

一、选择题

1. Sheehan 综合征患者各靶腺功能减退，替代治疗应先补充

A. 性激素   B. 甲状腺激素

C. 肾上腺皮质激素   D. 促肾上腺皮质激素

E. 生长激素

2. 患者，女，42岁。乏力，溢乳，毛发脱落，经期延长2年余。查体：水肿，反应迟钝，心率56次/分。实验室检查：$FT_3\downarrow$，$TSH\uparrow$，$PRL\uparrow$。干甲状腺素片治疗后症状改善，PRL正常，诊断考虑为

A. 席汉综合征   B. 原发性甲减

C. TH 不敏感综合征   D. TSH 不敏感综合征

E. 催乳素瘤

3. 下列不符合 Sheehan 综合征的表现和实验室检查有

A. 血中 T_3、T_4 下降   B. 血皮质醇下降

C. 视野狭窄   D. 闭经、腋毛、阴毛脱落

E. 常有产后大出血史

4. 腺垂体功能减退症可能的临床表现为

A. 内生殖器官萎缩   B. 皮肤黏液性水肿

C. 产后乳汁缺少或缺如   D. 皮肤色素加深

E. 胡萝卜素色素沉着

5. 成人腺垂体功能减退症最常见的原因是

A. 产后大出血   B. 垂体瘤

C. 垂体坏死   D. 外伤

E. 遗传

6. 成人腺垂体功能减退症最早出现哪种激素减少

A. ACTH   B. TSH

C. 甲状腺激素   D. 促性腺激素

E. 缩宫素

二、思考题

成人腺垂体功能减退症临床表现有哪些？

（丁　浩）

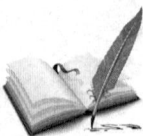

第六章　单纯性甲状腺肿

扫码"学一学"

👉 案例导入

患者，女，20岁。发现颈部增粗半年。

近半年患者无明显诱因出现颈部增粗，无发热及颈前区疼痛，无怕热、多汗及消瘦，无疲乏无力、心慌及心悸，无大便次数增多及便秘，无皮肤干燥、毛发脱落。饮食、睡眠及大小便基本正常。

查体：T 36.4℃，P 75次/分，R 17次/分，BP 110/70 mmHg，体重55 kg，身高160 cm。患者神志清醒，精神良好，发育正常，皮肤黏膜未见异常，无突眼，甲状腺Ⅱ度肿大，质软。随吞咽上下移动，无压痛及触痛；双肺呼吸运动正常、呼吸音清；心前区无隆起，心界不大，心率75次/分，律齐，无杂音；全腹无压痛、肌紧张及反跳痛，四肢肌力及肌张力正常。

辅助检查：甲状腺B超示双侧甲状腺弥漫性肿大，未见占位性病变。

问题：

1. 诊断与诊断依据是什么？
2. 治疗原则是什么？

单纯性甲状腺肿（simple goiter），也称非毒性甲状腺肿，是由于多种原因引起的非炎症性和非肿瘤性甲状腺肿大，不伴有临床甲状腺功能减退或亢进表现。

一、流行病学

根据发病的流行情况，可分为地方性和散发性两种。前者流行于离海较远、海拔较高的山区，是一种见于世界各地的地方性多发病，我国西南、西北和华北等地区均有分布。后者多因甲状腺激素（TH）合成障碍或致甲状腺肿物质等引起，散发于全国各地，称为散发性甲状腺肿。

本病患者约占人群的5%，女性发病率是男性的3~5倍。如果一个地区儿童中单纯性甲状腺肿的患病率超过10%，称之为地方性甲状腺肿（endemic goiter）。

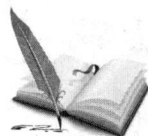

二、病因和发病机制

（一）病因

1. 缺碘 缺碘是引起地方性甲状腺肿的主要原因。在流行区，其土壤、水和食物中的碘含量与发病呈反比，碘化食盐可减少疾病的发生，证实该病的发生与缺碘密切相关。人体每天最低碘需求量约为 75 μg，WHO 推荐的成人每日碘的摄入量为 150 μg。

在儿童生长期、青春期、妇女妊娠期、哺乳期或感染、创伤、寒冷等状况下，人体对甲状腺素和碘的需要量增加，造成碘的相对不足，可诱发和加重本病。

2. 高碘 少见，可呈地方性或散发性。其可能机制是过多的无机碘占用了过氧化物酶功能基团，影响了酪氨酸氧化和无机碘的有机化，甲状腺激素合成和释放减少，使甲状腺代偿性肿大。服用含碘药物（如胺碘酮等）亦可使碘摄入过量，长期服用可导致甲状腺肿的发生。

3. 致甲状腺肿物质 可呈地方性或散发性。某些物质可阻滞甲状腺激素合成，从而引起甲状腺代偿性肿大，包括硫脲类药物、硫氰酸盐和布他酮等。卷心菜、核桃和木薯中的氰基苷在肠道内分解出硫氰酸盐，从而抑制甲状腺摄碘。锂盐过多，如饮水中锂含量过高或用碳酸锂治疗精神性疾病时，亦常导致甲状腺肿。这些物质抑制甲状腺激素合成的具体机制不清。

4. 先天性甲状腺素合成障碍 为儿童期散发性甲状腺肿的一种少见原因，由于酶的缺陷而影响碘的有机化、碘化酪氨酸偶联和甲状腺球蛋白水解等。

> **考点提示**
>
> 环境缺碘是引起单纯性甲状腺肿的主要因素。

（二）发病机制

单纯性甲状腺肿发病机制不明，可能与以下机制有关：各种病因损害甲状腺合成和分泌功能，甲状腺激素分泌减少，对腺垂体负反馈作用减弱，腺垂体 TSH 分泌增加，致使甲状腺组织增生，腺体肿大。

三、病理

早期甲状腺呈弥漫性轻度或中度肿大，血管丰富，甲状腺滤泡上皮细胞常呈增生、肥大，并向滤泡腔内突出，腔内胶质减少，激素含量低。随着病程的延长，甲状腺组织因不规则增生或再生，逐渐出现结节。由于滤泡内积聚大量胶质（胶性甲状腺肿），形成巨大滤泡，上皮细胞受压成扁平。部分滤泡可发生坏死、出血、囊性变、纤维化或钙化。

四、临床表现

临床上一般无明显症状。甲状腺不同程度的肿大和肿大结节对周围器官引起的压迫症状是本病主要的临床表现。病程早期，甲状腺呈对称、弥漫性肿大，腺体表面光滑，质地柔软，随吞咽上下移动。随后，在肿大腺体的一侧或两侧可扪及单个结节。当发生囊肿样变的结节内并发囊内出血时，可引起结节迅速增大。单纯性甲状腺肿体积较大时可压迫气管、食管和喉返神经，出现气管弯曲、移位和气道狭窄影响呼吸。开始只在剧烈活动时感觉气

> **考点提示**
>
> 单纯性甲状腺肿的主要临床表现为甲状腺不同程度的肿大和肿大结节对周围器官引起的压迫症状。

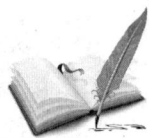

促，发展严重时，甚至休息睡觉也有呼吸困难。受压过久还可使气管软骨变性、软化。少数喉返神经或食管受压的病人可出现声音嘶哑或吞咽困难。如压迫颈部交感神经节，可引起霍纳综合征（Horner syndrom）。

> ◆ 知识链接
>
> ### 霍纳综合征
>
> 霍纳综合征，指自主神经主要是颈部交感神经节的损伤等引起的特征性的一群眼部症状，包括单侧性缩瞳（瞳孔缩小）、眼睑下垂（眼裂狭小）及眼球内陷。颈部交感神经径路的任何一段受损都可发生本病。而由第 1 胸髓以上的中枢神经系统病变引起者极为少见。

病程较长、体积巨大的甲状腺肿，除可下垂于颈下胸骨前方外，还可向胸骨后延伸生长形成胸骨后甲状腺肿，既压迫气管和食管，也可压迫颈深部大静脉，引起头颈部静脉回流障碍，出现面部发绀、肿胀及颈胸部表浅静脉扩张。此外，结节性甲状腺肿可继发甲亢，也可发生恶变。

五、实验室和其他检查

1. 甲状腺功能检查 血清 TT_4、TT_3 正常，TT_3/TT_4 的比值常增高。血清 TSH 水平一般正常。血清甲状腺球蛋白（TG）水平增高，增高的程度与甲状腺肿的体积呈正相关。

2. 甲状腺摄 ^{131}I 率 大多增高，但高峰不提前，多在 24 小时达最高峰，称为碘饥饿曲线，可被 T_3 抑制。但当甲状腺结节有自主性功能时，可不被 T_3 所抑制。

3. 甲状腺 B 超 是确定甲状腺肿的主要检查方法。可见甲状腺弥漫性肿大。

4. 甲状腺扫描 弥漫性甲状腺肿常呈均匀分布，结节性甲状腺肿可呈温结节或凉结节。胸骨后或胸腔内甲状腺肿，需借助于 X 线、CT 及甲状腺放射核素扫描检查与其他纵隔肿物区别。

六、诊断与鉴别诊断

主要依据是甲状腺肿大而其功能正常。地方性甲状腺肿的地区流行病史有助于本病诊断。散发性甲状腺肿多发于青春期、妊娠期、哺乳期或食物中的碘化物、致甲状腺肿物质和药物等因素所致。

甲状腺肿大、质韧或有压痛者应与桥本甲状腺炎相鉴别，后者抗甲状腺球蛋白抗体（TGAb）和甲状腺过氧化物酶抗体（TPOAb）明显增高；做甲状腺细针穿刺组织学检查，大多可明确诊断。单纯性甲状腺肿出现结节，特别当结节内出血，迅速增大，扫描显示冷结节时，需与甲状腺癌相鉴别，必要时作甲状腺细针穿刺活检。

> **考点提示**
>
> 单纯性甲状腺肿与桥本甲状腺炎和甲状腺癌的鉴别。

七、治疗

主要取决于病因。

1. 生理性（如青春期、妊娠或哺乳期） 多数甲状腺肿大并不显著，一般不需特殊治疗，大多可自行逐渐消失。对于肿大显著或有结节形成者需适当治疗。

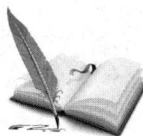

2. 由于摄入含有致甲状腺肿物质的食物或药物引起者 一般停止摄入这些物质后，甲状腺肿可自行消失。

3. 先天性甲状腺激素合成障碍者 及早给予左甲状腺素（LT_4）治疗，补充其生理不足，以减小甲状腺体积。

4. 摄碘功能障碍者 可每日服用复方碘溶液2~3滴，以增加血液中碘的浓度，从而增加其向甲状腺内弥散，对其缺陷起到补充作用。

5. 缺碘所致者 应补充碘剂，如多吃些含碘的海产品如海带、紫菜或海蜇等，必要时服用少量左甲状腺素（LT_4）。缺碘地方性甲状腺肿流行地区可采用碘盐进行防治。食盐加碘是目前国际公认的预防碘缺乏病的有效措施。

> **考点提示**
>
> 对缺碘所致单纯性甲状腺肿的治疗，多食含碘高食物，食盐加碘是有效措施。

📖 知识链接

碘缺乏病与碘盐

1996年起，我国立法推行普遍食盐碘化防治碘缺乏病。食盐加碘应当根据地区的自然碘环境有区别地推行，并要定期监测居民的尿碘水平，碘充足和碘过量地区应当使用无碘食盐，具有甲状腺疾病遗传背景或潜在甲状腺疾病的个体不宜食用碘盐。2001年，世界卫生组织（WHO）等国际权威组织提出碘摄入量应当使尿碘中位数（MUI）控制在100~200 μg/L，甲状腺肿患病率控制在5%以下。他们提出，碘过量（MUI＞300 μg/L）可以导致自身免疫性甲状腺炎和甲状腺功能亢进症的患病率增加。

妊娠和哺乳期妇女是防治碘缺乏病的重点人群。妊娠的生理变化可以引起尿碘排泄增加和胎儿甲状腺对碘原料需求的增加，从而使母体甲状腺激素相对不足。在碘缺乏地区，在妊娠碘需求增加的条件下，母体的低甲状腺素血症显现出来。在妊娠的前半期，胎儿脑发育所依赖的甲状腺素完全来源于母体，所以母体碘缺乏可导致后代神经智力的发育障碍。因此妊娠和哺乳期妇女除保证正常饮食的碘摄入量外，还要每日补碘150 μg。

6. 手术 单纯性甲状腺肿一般不采取手术治疗，但当发生压迫症状，特别是经内科治疗无好转者，或结节性甲状腺肿怀疑有甲状腺癌者，或胸骨后甲状腺肿者，可行甲状腺次全切除术。术后常需长期服用甲状腺制剂，以免复发。

7. 高碘地方性甲状腺肿 应给予低碘饮食，避免饮用高碘水源水。

本章小结

缺碘是单纯性甲状腺肿的主要病因。女性多见，多始于青春期，一般无明显症状，甲状腺弥漫性肿大，多对称，质软，无压痛，无血管杂音。甲状腺重度肿大可出现压迫症状。本病甲状腺摄^{131}I率多增高，但摄碘高峰不提前。对缺碘所致者，多食含碘高食物，食盐加碘是有效措施。

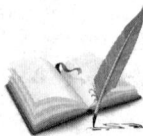

扫码"练一练"

目标检测

一、选择题

1. 关于单纯性甲状腺肿，错误的是

  A. T_3、T_4正常　　　　　　　B. TSH 正常

  C. T_4/T_3增高　　　　　　　D. 甲状腺球蛋白（TG）水平增高

  E. 甲状腺病理无出血和钙化

2. 患者，男，16 岁。颈部肿大 1 年，无怕热、多食、易激动。查体：脉率、血压正常，甲状腺弥漫性肿大，质地柔软，未触及结节，表面光滑。最佳治疗措施是

  A. 多吃含碘丰富的食物　　　　B. 小剂量甲状腺素治疗

  C. 口服甲硫氧嘧啶治疗　　　　D. 注射^{131}I 治疗

  E. 甲状腺大部切除术

3. 单纯性甲状腺肿的特点是甲状腺肿和

  A. 抗甲状腺抗体阳性　　　　　B. 核素扫描为"热结节"

  C. 摄^{131}I 率降低　　　　　　D. 甲状腺功能正常

  E. TSH 降低

4. 有关单纯性甲状腺肿，下列不正确的是

  A. 甲状腺呈弥漫性肿大　　　　B. 甲状腺呈多结节样肿大

  C. 由碘缺乏引起　　　　　　　D. 由碘过量引起

  E. 甲功正常，不会引起声音嘶哑

5. 关于单纯性甲状腺肿的实验室检查，错误的是

  A. T_3、T_4正常，TSH 正常　　B. T_3正常、T_4偏低，TSH 偏高

  C. T_3、T_4正常，TSH 增高　　D. 摄^{131}I 率增高，但高峰不提前

  E. T_3抑制试验可达 50% 以上

6. 引起单纯性甲状腺肿最主要的原因是

  A. 甲状腺素合成障碍　　　　　B. 甲状腺素分泌增加

  C. 甲状腺素需要量增加　　　　D. 甲状腺素合成原料缺乏

  E. 长期服用抗甲状腺药物

7. 下列哪项不是单纯性甲状腺肿手术治疗的适应证

  A. 有压迫症状　　　　　　　　B. 胸骨后甲状腺

  C. 继发性甲亢　　　　　　　　D. 病史较长者

  E. 疑有恶变者

8. 碘缺乏导致单纯性甲状腺肿最敏感的人群为

  A. 婴儿　　　　　　　　　　　B. 幼儿

  C. 儿童　　　　　　　　　　　D. 青春期

  E. 老年人

9. 小于 20 岁的单纯性甲状腺肿患者，如无其他症状，应指导患者

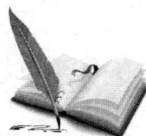

A. 口服碘剂   B. 口服小剂量甲状腺素

C. 口服硫氧嘧啶类抗甲状腺药物   D. 口服普萘洛尔

E. 手术治疗

二、思考题

单纯性甲状腺肿的诊断依据是什么?

（郭 兵）

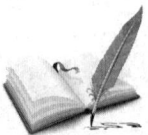

第七章　甲状腺功能亢进症

学习目标

1. **掌握**　Graves 病的诊断和内科治疗原则，甲状腺危象的诊断和处理原则，甲亢手术治疗的适应证和禁忌证。

2. **熟悉**　甲亢的病因分类，Graves 病相关实验室和辅助检查的临床意义，Graves 病的鉴别诊断，甲亢的术前准备、术后常见并发症及处理。

3. **了解**　Graves 病的发病机制。

4. 学会对临床甲亢患者进行诊断，并根据疾病不同的状况选择合理治疗方案。

5. 具有关心、爱护、尊重患者的意识，并针对患者病情给予合理的健康指导。

扫码"学一学"

案例导入

患者，女，32 岁。因"心悸、消瘦，伴颈部增粗 4 个月"就诊。患者于 4 个月前无明显诱因出现持续心悸、消瘦，体重减轻约 5 kg，伴怕热、多汗、食欲亢进、脾气急躁，夜间入睡困难，自己发现颈部增粗，无胸闷、气促及夜间阵发性呼吸困难，无多饮、多尿，无低热、盗汗等。自发病以来小便正常，大便次数增多，3～5 次/天，为黄色软便，精神可。

体格检查：T 37.0℃，P 110 次/分，R 20 次/分，BP 130/70 mmHg。发育正常，营养中等，皮肤湿润；眼球无突出，活动自如；双侧甲状腺弥漫性 Ⅱ 度肿大，质软，无压痛，未触及结节，未闻及血管杂音；心界无扩大，心率 110 次/分，律齐，心尖区闻及 Ⅱ 级收缩期杂音；双肺及腹部检查未见异常；双下肢无水肿，双手细震颤，病理征阴性。

问题：

1. 该患者目前诊断考虑是什么？

2. 为明确诊断，应进一步完善哪些检查？

3. 本病治疗原则是什么？

甲状腺毒症（thyrotoxicosis）是指血液循环中甲状腺激素过多，引起以代谢亢进和神经、循环、消化等系统兴奋性增高为主要表现的一组临床综合征。根据甲状腺的功能状态，甲状腺毒症可分为甲状腺功能亢进类型和非甲状腺功能亢进类型。甲状腺功能亢进症（hyperthyroidism）简称甲亢，是指甲状腺本身产生过多的甲状腺激素而引起的甲状腺毒症。非甲状腺功能亢进类型包括破坏性甲状腺毒症和服用外源性甲状腺激素。甲亢的患病率约为 1%，引起甲亢的病因很多（表 7-1），其中 80% 以上由弥漫性毒性甲状腺肿引起。本章重点阐述弥漫性毒性甲状腺肿。

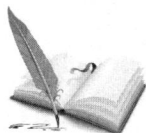

表7-1　甲状腺毒症的病因分类

甲状腺功能亢进症	非甲状腺功能亢进症
弥漫性毒性甲状腺肿（Graves病）	亚急性甲状腺炎
多结节性毒性甲状腺肿	无症状性甲状腺炎
甲状腺自主高功能腺瘤	桥本甲状腺炎
桥本甲亢	产后甲状腺炎
碘致甲状腺功能亢进症（碘甲亢）	外源甲状腺激素替代
垂体TSH腺瘤	异位甲状腺激素产生
新生儿甲状腺功能亢进症	

第一节　Graves病

弥漫性毒性甲状腺肿，又称Graves病（简称GD），是甲亢最常见的类型，临床主要表现为甲状腺毒症、弥漫性甲状腺肿大、突眼征及胫前黏液性水肿。

一、病因和发病机制

1. 免疫因素　本病的病因和发病机制尚未完全阐明，目前比较公认的是与自身免疫反应有关，属于器官特异性自身免疫性疾病。患者血清中存在针对甲状腺细胞TSH受体的特异性抗体，称TSH受体抗体（TRAb）。TRAb有两类，即甲状腺刺激性抗体（TSAb）和甲状腺刺激阻断性抗体（TSBAb）。TSAb是GD的致病性抗体，其与TSH受体结合后产生与TSH一样的生物学效应，导致甲状腺细胞增生，合成和分泌甲状腺激素增加。母体的TSAb可以通过胎盘，导致胎儿或新生儿发生甲亢。TSBAb与TSH竞争甲状腺细胞的TSH受体，产生抑制效应，导致甲状腺细胞萎缩，甲状腺激素产生减少。一般认为TSBAb与GD患者发生自发性甲状腺功能减退有关。50%~90%的GD患者同时存在针对甲状腺的其他自身抗体，如甲状腺球蛋白抗体（TgAb）、甲状腺过氧化物酶抗体（TPOAb），临床观察发现存在高滴度TPOAb和TgAb的患者在治疗中易于发生甲状腺功能减退。部分患者常伴发其他自身免疫性疾病，如1型糖尿病、特发性血小板减少性紫癜、萎缩性胃炎、系统性红斑狼疮等。

2. 环境因素　环境因素可能参与了GD的发生，如细菌感染（尤其耶尔森肠杆菌）、性激素、应激等都对本病的发生和发展有影响。

3. 遗传因素　本病有显著的遗传倾向，同胞兄妹发病危险为11.6%，同卵双生相继发生GD者达30%~60%。

二、病理

甲状腺呈不同程度的弥漫性对称性肿大，腺体内血管增生、充血；滤泡上皮细胞呈高柱状或立方状增生，部分可呈乳头状增生，滤泡上皮细胞内高尔基体肥大，内质网发育良好，线粒体增多；滤泡腔内胶质减少或消失；间质中可见不同程度淋巴细胞浸润，甚至出现生发中心。浸润性突眼与细胞免疫有关，可见眶后组织有淋巴细胞、浆细胞和脂肪细胞浸润，纤维组织增生，大量黏多糖和糖胺聚糖沉积，透明质酸增多，同时眼肌纤维增粗，甚至发生透明变性和断裂。胫前黏液性水肿者局部可见肥大细胞、巨噬细胞和成纤维细胞浸润，黏蛋白样透明质酸沉积。

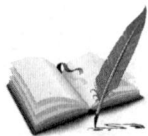

三、临床表现

本病女性多见，男女之比为 1:4 ~ 1:6，各年龄组均可发病，以 20 ~ 40 岁多见。一般起病缓慢，临床表现轻重不等。

（一）甲状腺毒症

1. 高代谢综合征 常有多食易饥、消瘦、疲乏无力、怕热多汗、皮肤温暖而潮湿，可伴低热，危象时为高热。

2. 精神神经系统 有多语多动、紧张焦虑、烦躁易怒、失眠、注意力不集中，甚至出现幻觉，舌、手有细微震颤等。

3. 心血管系统 可有心悸、胸闷、气短等表现。窦性心动过速是甲亢心血管系统的常见表现，也是诊断和疗效观察的重要指标；心律失常以房性期前收缩常见，也可出现心房颤动或扑动；听诊第一心音亢进，常有收缩期杂音；心脏增大甚至发生充血性心力衰竭；收缩压增高，舒张压正常或稍低，脉压增大，可出现周围血管征。

4. 消化系统 患者食欲亢进，胃肠蠕动增快，消化吸收不良，大便次数增多或呈慢性腹泻。由于营养不良及代谢率增高等因素可发生肝脏肿大，肝功能损害。

> **考点提示**
>
> 甲亢患者心血管系统的常见表现。

5. 运动系统 大多数患者有肌肉软弱无力，重者可伴发甲亢性周期性瘫痪，该病好发于 20 ~ 40 岁亚洲男性，高碳水化合物饮食、注射胰岛素或过多体力活动可诱发，发病较突然，以下肢瘫痪常见，发病时血钾低，补钾治疗后病情迅速缓解，且其病程呈自限性，甲亢控制后可自愈。少数可伴发急、慢性甲亢性肌病、重症肌无力。

6. 生殖系统 女性常有月经减少或闭经，男性有阳痿，偶有男性乳房发育等。

（二）甲状腺肿大

甲状腺呈不同程度的弥漫性、对称性肿大，质软（久病者或食用含碘食物较多者质地可较韧），随吞咽动作上下移动，无压痛。甲状腺上、下极可触及震颤，并闻及血管杂音，是甲亢的特征性体征。甲状腺肿大程度与甲亢轻重无明显关系。

> **考点提示**
>
> 诊断 Graves 病最有价值的体征是甲状腺肿大伴震颤和血管杂音。

（三）突眼征

可分为良性突眼和恶性突眼两种类型，大多数为良性突眼。

1. 良性突眼 又称非浸润性突眼，可能与交感神经兴奋性增高致眼外肌和上睑肌张力增高有关。本病眼征一般呈对称性改变，包括：①Dalrymple 征：眼裂增宽；②Stellwag 征：瞬目减少；③Joffiroy 征：上视时无额纹出现；④Von Graefe 征：眼球下转时，上眼睑不能相应下垂；⑤Moebius征：集合反射减弱。

2. 浸润性突眼 又称眼肌麻痹性突眼或恶性突眼，也称为 Graves 眼病（简称 GO），眼球明显突出，突眼度超过参考值上限的 3 mm 以上（中国人群突眼度：女性 16 mm，男性 18.6 mm）；伴有异物感、畏光、流泪、复视、视力下降、斜视等。查体可见眼睑肿胀、结膜充血水肿、眼睑闭合不良，有时出现角膜炎、角膜溃疡等，甚至失明。

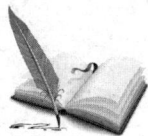

（四）胫前黏液性水肿

与 GO 同属自身免疫性疾病，约 5% 的 GD 患者伴发本病。多见于胫骨前下段，有时可延伸至足背、踝关节及膝部，偶可波及上半身。皮损大多为对称性，早期皮肤增厚、粗糙变韧，有广泛大小不等的棕红色、红褐色或暗红色斑片状结节；结节表面皮肤薄而紧张，稍有发亮，毛粗而稀疏，有时有脱屑。后期皮肤增厚，皮损融合，呈橘皮状或树皮状。

（五）特殊临床表现

1. 甲状腺危象　又称甲亢危象，是本病急性加重的一个综合征，多见于老年患者。发生原因可能与血液中甲状腺激素增高、交感神经兴奋、垂体－肾上腺皮质轴应激反应减弱有关。常见诱因有精神刺激、感染、甲状腺术前准备不充分、^{131}I 治疗等。甲状腺危象分为 2 个阶段。①危象前期：表现有 T<39℃，HR 120～159 次/分，烦躁、嗜睡、食欲减退、恶心、体重明显减轻等。②危象期：表现为 T>39℃，HR>160 次/分，大汗淋漓、谵妄、呕吐、腹泻，甚至出现昏迷、心力衰竭、水电解质紊乱而危及生命。甲状腺危象死亡率在 20% 以上，故危象前期既应按甲状腺危象处理。

2. T_3 型甲亢　又称 T_3 型甲状腺毒症，血清中 TT_4 与 FT_4 浓度不高，以 TT_3 与 FT_3 增高为主，TSH 减低，甲状腺摄 ^{131}I 率增加，T_3 抑制试验呈不抑制反应。临床上有甲亢表现，一般较轻，多见于老年患者。发生机制可能因甲状腺腺体内碘不足，导致代偿性地合成的甲状腺素以含碘少的 T_3 为主，或甲亢在病情发展中 T_3 上升得较多较快，而治疗过程中则 T_4 下降得较多较快所致。

3. 甲亢性心脏病　多见于老年患者。目前认为，甲亢伴快速性心律失常（主要是房颤）、心脏增大、心力衰竭、心绞痛或显著心电图改变，而无其他原因的心脏病变时，有其中一项或一项以上者可诊断为甲亢性心脏病。其基本治疗是控制甲亢和对心脏病对症处理，在甲亢控制后，多数心脏病表现可以缓解。

4. 淡漠型甲亢　又称隐蔽型甲亢，多见于老年人，起病隐匿，高代谢综合征、突眼征和甲状腺肿均不明显，主要表现为明显消瘦、厌食、腹泻、神志淡漠、心悸、乏力、头晕、昏厥等，可伴心房颤动、震颤和肌病等体征。患者常因明显消瘦而被误诊为恶性肿瘤，因心房颤动被误诊为冠心病等。其发病原因可能由于甲亢长期未得到诊治，机体严重消耗所致；或与交感神经对甲状腺素不敏感以及儿茶酚胺耗竭有关。

5. 妊娠期甲亢　妊娠期雌激素分泌增加，刺激肝脏产生甲状腺激素结合球蛋白（TBG）增高，使血清 TT_3 和 TT_4 增高；同时妊娠时多种激素分泌水平增高，可有高代谢综合征的表现。因此，妊娠期有甲亢的临床表现者，应着重监测血清中 FT_3、FT_4 和 TSH 的变化。妊娠和甲亢往往相互影响，妊娠可使甲亢加重，甲亢可导致流产、早产、死胎及妊娠期高血压综合征等。因此，甲亢未控制的患者不建议怀孕。

四、实验室和其他检查

1. TT_4、TT_3　TT_4、TT_3 是结合型与游离型 T_4、T_3 的总和。甲亢时 TT_4、TT_3 增高，T_3 型甲亢仅有 TT_3 增高。该指标稳定性好，是诊断甲亢的主要指标之一，但受甲状腺激素结合球蛋白影响较大。

2. FT_4、FT_3　FT_4、FT_3 的测定结果不受 TBG 影响，且是实现该激素生物效应的主要部分，因此可作为诊断临床甲亢的首选指标。但因其在血中含量甚微，故测定的稳定性不如 TT_4、TT_3。

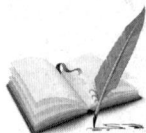

3. TSH TSH 是反映甲状腺功能最敏感的指标，尤其随着血清 TSH 检测技术的不断改进，其敏感性进一步增加，目前已进入第三代和第四代测定法，即敏感性 TSH（sTSH）。sTSH 是筛查甲亢的一线指标，并替代[131]I 摄取率和 TRH 刺激实验用来诊断亚临床甲亢（亚临床甲亢者 T_4、T_3 正常，仅 TSH 降低）。

4. [131]I 摄取率 [131]I 摄取率是诊断甲亢的传统方法，已被 sTSH 测定技术取代，现主要用于甲状腺毒症的鉴别以及计算[131]I 治疗甲亢时需要的剂量。甲亢时[131]I 总摄取率增加，摄取高峰前移。

5. TRAb、TSAb 在新诊断的 GD 患者中 75% ~96% 的 TRAb 阳性；85% ~100% 的 TSAb 阳性，且其活性平均在 200% ~300%。与 TRAb 相比，TSAb 不仅能与 TSH 受体结合，而且能对甲状腺细胞产生刺激作用，是诊断 GD 的重要指标之一。TSAb 也作为判断 Graves 病预后和抗甲状腺药物停药的指标之一。

6. 其他检查 血红细胞减少，淋巴细胞相对增高。24 小时尿肌酐排出量增多，血清胆固醇可低于正常。甲状腺 B 超、核素扫描、CT 可根据需要选择。

五、诊断与鉴别诊断

（一）诊断

Graves 病的诊断标准：①有甲状腺毒症的表现；②甲状腺弥漫性肿大（触诊和 B 超证实），少数病例可以无甲状腺肿大；③血清 TSH 水平降低，甲状腺激素升高；④突眼征（良性或浸润性突眼）；⑤胫前黏液性水肿；⑥TRAb、TSAb 阳性。以上标准中，①②③项为诊断必备条件，④⑤⑥项为诊断辅助条件。

（二）鉴别诊断

1. 单纯性甲状腺肿 只有甲状腺肿大而无甲亢症状和体征，血清 TT_4、TT_3、TSH 水平一般正常。

2. 亚急性甲状腺炎 亚急性甲状腺炎的甲状腺毒症期的临床表现与 GD 相似。主要用[131]I 摄取率进行鉴别，亚急性甲状腺炎[131]I 摄取率显著降低。

3. 多结节性毒性甲状腺肿和甲状腺自主高功能腺瘤 这两者与 GD 同属原发性甲亢的病因，临床表现均有甲状腺毒症，甲状腺肿大，T_4、T_3 升高，TSH 降低，主要利用甲状腺超声检查和放射性核素扫描与 GD 鉴别。超声检查可以发现结节和肿瘤。放射性核素扫描可见：GD 为核素弥漫性分布增强；多结节性毒性甲状腺肿表现核素分布不均，增强区与减弱区呈灶性分布；甲状腺自主高功能腺瘤仅在肿瘤区有核素浓聚，其他区域的核素分布稀疏。

六、治疗

本病病因机制未完全清楚，故尚不能对 GD 进行病因治疗。目前治疗措施主要有：抗甲状腺药物治疗、[131]I 放射治疗、甲状腺次全切除术。

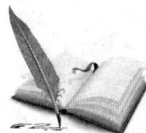

知识链接

GD 治疗的选择

目前对 GD 治疗的选择意见并不统一。在欧洲多优先选用手术治疗，理由是 GD 病因复杂，发病机制尚未阐明，在肿大的甲状腺组织中还可能隐藏有肿瘤。在美国多选用放射性 ^{131}I 治疗，认为其疗效可靠，创伤小，疗程短。国内首选药物治疗，但仅能获得 40% ~ 60% 的治愈率。这三种治疗措施各有优缺点，对 GD 的治疗方案应该个体化。

（一）一般治疗

补充足够的蛋白质、糖、维生素和水，减少粗纤维摄入。精神紧张、易激动或失眠者可给予镇静剂如地西泮、奋乃静或巴比妥类等药物。有心悸、心动过速者可给予普萘洛尔以减慢心率，哮喘者禁用。

（二）抗甲状腺药物（ATD）治疗

常用的 ATD 有硫脲类和咪唑类两类，硫脲类包括甲硫氧嘧啶（MTU）和丙硫氧嘧啶（PTU）；咪唑类包括甲巯咪唑（MMI）和卡比马唑（CMZ），临床常用 PTU 和 MMI。PTU 血浆半衰期为 60 分钟，且还能在外周组织抑制 T_4 转变为 T_3，控制甲亢速度快，是治疗甲状腺危象的首选药物，6 ~ 8 小时给一次药。MMI 血浆半衰期为 4 ~ 6 小时，每天给一次药，且其肝毒性较 PTU 小，故一般情况下，优先选择 MMI。

1. 适应证　甲状腺轻、中度肿大；病情轻、中度；孕妇、高龄、合并严重疾病而不宜手术者；^{131}I 治疗和手术治疗前的准备；手术后复发而不宜用 ^{131}I 治疗者。

2. 治疗方法　分三个阶段。①初始量阶段：MMI 每次 10 ~ 20 mg，每天 1 次口服，或 PTU 每次 50 ~ 100 mg，每天 2 ~ 3 次口服，至病情控制一般需 6 ~ 8 周。每 4 周复查 1 次血清甲状腺激素。②减量阶段：当血清甲状腺激素正常，症状好转后，逐渐减量。每 2 ~ 4 周递减一次，如 MMI 每次减 5 ~ 10 mg，用 3 ~ 4 个月逐步过渡到维持量。③维持量阶段：维持量一般 MMI 每次 5 ~ 10 mg，每天 1 次口服，或 PTU 每次 50 mg，每天 2 ~ 3 次口服，维持 1 ~ 1.5 年。维持期每 2 个月复查 1 次血清甲状腺激素。

3. 不良反应　粒细胞缺乏症是 ATD 严重的不良反应，故需定期观察血象，当中性粒细胞低于 1.5×10^9/L 时应停药。

4. 疗效及停药指标　单纯 ATD 治疗的治愈率仅有 40% 左右，复发率达 50% ~ 60%。待甲状腺毒症症状消失、体征好转或消失，TT_3、TT_4 和 TSH 恢复正常，血 TSAb 滴定度明显下降可考虑停药。

考点提示

粒细胞缺乏症是抗甲状腺药物严重的不良反应，当中性粒细胞低于 1.5×10^9/L 时应停药。

（三）^{131}I 治疗

1. 适应证　甲状腺 Ⅱ 度以上肿大；ATD 治疗无效或复发，或对 ATD 过敏者；不愿手术、不宜手术或手术后复发；甲亢合并白细胞减少、血小板减少或全血细胞减少；甲亢合并肝、肾等脏器功能损害；浸润性突眼。对轻度和稳定期的中重度 GO 可单用 ^{131}I 治疗，对活动期患者，可加用糖皮质激素。

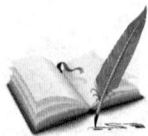

2. 禁忌证 妊娠期和哺乳期禁用[131]I 治疗，自妊娠 12～14 周起胎儿甲状腺即有聚碘功能，此时用[131]I 治疗，可能会引起胎儿甲减或甲状腺肿。

3. 剂量与疗效 [131]I 治疗剂量主要依据甲状腺 24 小时[131]I 摄取率和估计甲状腺质量计算而得，每克甲状腺组织可给 2.6～3.7 MBq。对重度甲亢患者应先用 ATD 治疗 4～8 周，待临床症状好转，并停药一周后再予以[131]I 治疗。[131]I 的治愈率在 85% 以上，复发率低于 1%。一般于治疗 2～4 周后，症状减轻，甲状腺缩小；6～12 周甲状腺功能恢复正常。如半年后仍未缓解者，可考虑第二次[131]I 治疗。

4. 并发症 ①甲状腺功能减退：最常见的并发症，随着治疗时间延长，发生率逐年增多（甲减的发生率每年增加 5%）。②放射性甲状腺炎：发生在治疗后 7～10 天，重者可给予阿司匹林或糖皮质激素治疗。③诱发甲状腺危象：主要发生在未控制的甲亢重症患者。④加重活动性 GO：对于活动性 GO 应在治疗前 1 个月给予泼尼松 0.4～0.5 mg/（kg·d），治疗后 3～4 个月逐渐减量。

（四）甲状腺危象的治疗

去除诱因、积极治疗甲亢是预防甲状腺危象发生的关键，尤其是积极防治感染和做好术前准备。一旦发生甲状腺危象，需立即抢救。

> **考点提示**
>
> 甲状腺危象时阻断甲状腺素合成的药物首选 PTU。

1. 阻断甲状腺素的合成 首选 PTU，首剂 600 mg 口服或经胃管灌入，以后每次 200 mg，每 6 小时一次；或 MMI 首剂 60 mg，以后 20 mg 口服，一日 3～4 次。待症状缓解后减量治疗。

2. 抑制甲状腺素的释放 抗甲状腺药物后 1～2 小时，即加用复方碘溶液 5～10 滴口服，每 6～8 小时 1 次；或用碘化钠 0.5～1.0 g 溶于 10% 葡萄糖溶液 500 ml 中静脉滴注，每 12～24 小时 1 次。待症状缓解后，逐渐减量。一般在 2 周内停用碘剂。

3. β 受体阻断药 常用普萘洛尔 20～40 mg 口服，每 6～8 小时 1 次；或 1 mg 静脉注射，视病情需要间歇使用。作用机制是阻断甲状腺激素对心脏的刺激作用和抑制外周组织 T_4 向 T_3 转换。

4. 糖皮质激素 可提高机体的应激能力，减少甲状腺素的释放和抑制 T_4 转变为 T_3。常用氢化可的松 100 mg 静脉滴注，每 6～8 小时 1 次。

5. 降低 TH 浓度 当上述治疗效果不满意时，可选用血液透析、腹膜透析或血浆置换等措施迅速降低血中 TH 浓度。

6. 对症治疗 包括吸氧、降温、镇静、纠正水电解质及酸碱平衡紊乱等。

（五）Graves 眼病的治疗

对于 GO，有效控制甲亢是基础治疗。对于非活动性 GO 与轻度活动性 GO 者，治疗甲亢可选抗甲状腺药物、[131]I 治疗、甲状腺次全切除术任何一种，但轻度活动性 GO 若选择[131]I 治疗时需同时给予糖皮质激素治疗；中、重度活动性 GO 宜选择 MMI 或手术，同时给予糖皮质激素治疗。其余综合治疗包括以下几种。

1. 局部治疗 注意眼睛的休息和保护，睡前用 0.5% 甲基纤维素眼药水滴眼以减少局部刺激，睡眠时高枕卧位可减轻眼部水肿，并戴眼罩保护角膜；白天可用人工泪液，外出时戴茶色眼镜以减少刺激。

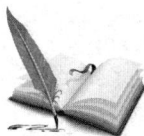

2. 全身药物治疗 ①糖皮质激素主要用于活动性 GO：泼尼松 40～80 mg/d，分 2 次口服，持续 2～4 周，症状好转后逐渐减量，每 2～4 周减 2.5～10 mg/d，维持量 10～20 mg/d。总疗程一般 3～12 个月。②甲状腺素片 20～40 mg 口服，2～3 次/天，与抗甲状腺药物合用，以调节垂体－甲状腺轴功能。治疗过程中不可随意停药，直到突眼征改善后逐渐减至停药。

3. 眶后放疗 用于严重病例或不能耐受大剂量糖皮质激素时，但一般不单独使用，与糖皮质激素联用可以增加疗效。

4. 其他 近年有用血浆置换疗法的，但需在糖皮质激素和放疗基础上使用。上述治疗无效或重度浸润性突眼者可考虑采用眶减压术，以缓解视神经受压，防止失明。

（六）妊娠期甲亢的治疗

1. 药物治疗 妊娠期和哺乳期甲亢，首选 ATD 治疗。妊娠 T_1（1～3 个月）期首选 PTU，T_2（4～6 个月）、T_3（7～9 个月）及哺乳期首选 MMI。因为 ATD 可以少量通过胎盘抑制胎儿的甲状腺功能，所以尽可能用最小有效剂量，甲亢症状控制后，尽快减至维持量，每 2～4 周检测一次血甲状腺激素，使血甲状腺激素水平稍高于正常水平，避免治疗过度引起胎儿甲减或甲状腺肿。其次普萘洛尔可使子宫持续收缩而致胎儿发育不良、心动过缓、早产及新生儿呼吸抑制等，故应慎用或禁用。

2. 手术治疗 ATD 治疗未能控制的甲亢，可在 T_2 期进行手术治疗，但此时手术，早产发生率仍然可以达到 4.5%～5.5%。

第二节　甲状腺功能亢进症的外科治疗

手术是治疗甲亢的主要方法之一，治愈率可达 90%～95%，复发率达 0.6%～9.8%。

一、手术适应证

中、重度甲亢；ATD 或 ^{131}I 治疗无效或复发者，或不能坚持长期服药者；甲状腺显著肿大，有压迫症状者，或异位甲状腺肿伴甲亢者；多结节性甲状腺肿伴甲亢者；妊娠 T_2 期甲亢具有上述指征者。

二、手术禁忌证

重度活动性 GO；合并较重心、肝、肾、肺疾病；妊娠 T_1、T_3 期；轻症可用药物治疗者；青少年患者。

三、术前准备

1. 术前检查

（1）基础代谢率（BMR）测定　判断甲亢程度。

（2）实验室检查　血清甲状腺激素水平（FT_4、FT_3、TT_4、TT_3）、促甲状腺激素（TSH）、甲状腺自身抗体（TRAb、TSAb）。

（3）其他检查　①颈部 X 线片，了解气管有无受压或移位；②心电图检查；③测定血清钙和磷；④有声嘶者做喉镜检查，了解声带活动情况。

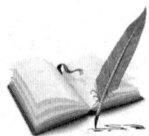

2. 术前用药 术前用药是术前准备的重要环节，目的是控制甲亢，防止术后发生甲状腺危象，减少术中出血，保证手术安全。

（1）抗甲状腺药物加碘剂 在服用硫脲类药物把甲亢症状基本控制后，加服碘剂2周，为首选的术前用药方案。常用碘剂为复方碘化钾溶液（卢戈氏碘液），用法是每日3次，每次3或5滴开始，逐日每次增加1滴，至每次16滴时维持至手术日。服用碘剂应在饭后把药液

滴在饼干或面包上吞服，以减少对口腔和胃黏膜的刺激。必须注意，碘剂只能抑制甲状腺素释放，不能抑制其合成，一旦停药，贮存于甲状腺滤泡内的甲状腺球蛋白大量分解，可诱发更严重的甲亢症状。因此，未确定手术的患者不应服用碘剂。

（2）普萘洛尔 对常规应用碘剂或合用抗甲状腺药物而效果不佳者，可用普萘洛尔20~80 mg/d，6~8小时1次。若遇到患者有普萘洛尔的禁忌证，可改用钙离子通道阻断剂。

3. 手术时机 当患者情绪稳定，睡眠好转，体重增加，脉率稳定<90次/分，BMR<+20%，腺体缩小变硬，表明准备就绪，应及时手术。

四、手术要求

手术要求可行一侧甲状腺全切，另一侧次全切，保留4~6 g甲状腺组织；也可行双侧甲状腺次全切除，每侧保留2~3 g甲状腺组织。切除过多易发生术后甲状腺功能低下，切除过少则可能术后复发。术中应注意保留腺体基底背面包膜，防止神经及甲状旁腺的损伤。

五、术后处理

1. 观察呼吸、脉搏、体温、血压、伤口引流和渗血情况，发现异常及时处理。
2. 继续口服复方碘溶液，每日3次，每次10滴，共服用1周左右。

六、术后并发症及防治

1. 呼吸困难和窒息 为最危急的并发症，多发生在术后48小时内。原因及处理见下。①血肿压迫气管：出血来于手术创面，一旦出现应立即拆除手术缝线，清除血肿重新止血。②喉头水肿：多由手术创伤所致，也可由气管插管引起，可用肾上腺皮质激素静脉滴注和雾化

缓解水肿，严重病例需行气管切开。③气管塌陷：是气管壁长期受肿大甲状腺压迫，发生软化，当切除大部分甲状腺后，使已经软化的气管壁失去支撑而致，应紧急行气管插管，一般几天后周围组织可支撑气管。④双侧喉返神经损伤，见后述。

2. 甲状腺危象 是最危险的并发症，主要与甲亢症状未得到有效控制，术前准备不充分及手术应激有关，多在术后12~36小时内发生，死亡率高达20%以上，应予以积极防范。诊断和处理见本章第一节。

3. 喉上神经损伤 外支损伤会使环甲肌瘫痪，致声带松弛出现音调低钝；内支损伤后喉部黏膜感觉丧失，致饮水时因误咽而呛咳，一般经针刺、理疗后症状可明显改善。

4. 喉返神经损伤 术中钳夹、牵拉，术后血肿压迫或瘢痕牵拉，都可致喉返神经损伤。

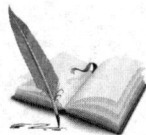

一侧的喉返神经损伤仅是声嘶或发音困难，可由对侧代偿而好转；若两侧喉返神经损伤则可出现呼吸困难甚至窒息，需要手术修复损伤。血肿压迫或瘢痕牵拉所致者，经理疗、神经营养药物治疗后，一般在 3～6 个月内恢复。预防措施在于术中熟悉解剖，避免误伤。

5. 甲状腺功能减退　术后甲减发生的原因除了手术损伤以外，Graves 病本身的自身免疫损伤也是致甲减的因素。一旦发生均须用甲状腺素制剂替代治疗。

6. 甲状旁腺功能减退　临床表现为术后口唇麻木、四肢抽搐、血钙下降。甲状旁腺部分损伤或供应血管损伤所致一过性甲状旁腺功能减退症，一般在术后 1～7 天内恢复；永久性甲状旁腺功能减退症发生率在 3.6% 以内，需要终生治疗。处理主要是补钙，抽搐发作时立即静脉注射 10% 葡萄糖酸钙，症状轻者可口服葡萄糖酸钙或乳酸钙，症状较重或长期不能恢复者可加服维生素 D_3。口服双氢速甾醇（DT10）油剂，能明显提高血中钙含量，降低神经肌肉的应激性。同时应限制肉类、乳制品和蛋类等含磷较高食品，以免影响钙的吸收。如果术中误切甲状旁腺，应将其植入胸锁乳突肌中。

本章小结

Graves 病是甲亢最常见的病因，是一种器官特异性自身免疫性疾病，主要表现为高代谢症状和体征、甲状腺弥漫性肿大、突眼征、胫前黏液性水肿。FT_4、FT_3 的测定结果比 TT_4、TT_3 能更准确地反映甲状腺的功能状态，是诊断甲亢的首选指标。TSH 是反映甲状腺功能最敏感的指标，尤其对亚临床甲亢的诊断有重要意义。治疗方法包括 3 种，即药物、甲状腺次全切除术、放射性 ^{131}I 治疗。甲状腺危象是内科急症，确定诱因并且积极治疗是基础，抑制甲状腺激素合成首选丙硫氧嘧啶。Graves 眼病，多数呈自限性，有效控制甲亢是基础治疗，综合治疗包括全身药物治疗、血浆置换、局部眶后放疗、外科眶减压术。甲亢患者有手术适应证，拟行手术治疗者，围手术期处理至关重要，术前用药首选硫脲类药物加碘剂，呼吸困难和窒息是术后最危急的并发症，甲状腺危象是最危险的并发症。

目标检测

扫码"练一练"

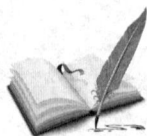

一、选择题

1. 在致甲亢的各种病因中，最多见的是
    A. 甲状腺自主高功能腺瘤　　　　B. Graves 病
    C. 甲状腺癌　　　　　　　　　　D. 多结节性毒性甲状腺肿
    E. 亚急性甲状腺炎伴甲亢

2. 诊断 Graves 病最有价值的体征是
    A. 皮肤湿润多汗、手颤　　　　　B. 阵发性心房颤动
    C. 甲状腺肿大伴震颤和血管杂音　D. 收缩压升高，舒张压降低，脉压增大
    E. 窦性心动过速

3. 下列与 Graves 病的发病有关的是

A. TG
B. TSH
C. TH
D. TSAb
E. TSbAb

4. 下列不是甲亢临床表现的是
   A. 多食、易饥
   B. 消瘦、疲乏无力
   C. 月经量过多
   D. 心动过速
   E. 大便次数增多

5. 单纯性突眼的 Stellwag 征是指
   A. 瞬目减少
   B. 眼球突出
   C. 眼球辐辏不良
   D. 眼裂增宽
   E. 额纹减少

6. T_3 型甲亢的特征为
   A. FT_3 或 TT_3 增高，TT_4、FT_4 正常
   B. T_3 抑制试验抑制率 >50%
   C. ^{131}I 增高
   D. 结合碘增高
   E. TSH 升高

7. Graves 病浸润性突眼主要与
   A. 体液免疫有关
   B. TSAb 有关
   C. 细胞免疫有关
   D. TPO 有关
   E. TSH 有关

8. 关于胫前黏液性水肿，不正确的是
   A. 属自身免疫性疾病
   B. 是 GD 特有的临床表现
   C. 常与浸润性突眼并存
   D. 多见于胫骨前下段
   E. 皮损大多为对称性

9. 诊断临床甲亢首选的指标是
   A. 基础代谢率
   B. FT_3、FT_4
   C. TT_3、TT_4
   D. TSH
   E. ^{131}I 摄取率

10. 甲状腺大部切除后 48 小时内，最危急的并发症为
    A. 喉上神经内侧支损伤
    B. 喉返神经单侧损伤
    C. 呼吸困难和窒息
    D. 甲状腺危象
    E. 手足抽搐

二、思考题

1. 简述 Graves 病的诊断条件，应该与哪些疾病鉴别？
2. 如何诊断和处理甲亢危象？

（刘　静）

第八章　甲状腺功能减退症

学习目标

1. **掌握**　甲状腺功能减退症的临床表现、治疗原则。
2. **熟悉**　甲状腺功能减退症的诊断与鉴别诊断。
3. **了解**　甲状腺功能减退症的病因、分类。
4. 学会黏液水肿性昏迷的诊断及处理。
5. 能按照临床思维方法对甲状腺功能减退症的病人进行诊断与鉴别诊断，并做出正确处理。
6. 具有尊重甲减患者、保护患者隐私和预防医疗事故发生的意识。

案例导入

患者，女，48岁。畏寒、颜面水肿3个月。

患者3个月前无明显诱因出现怕冷、颜面水肿，伴记忆力差、食欲减退、腹胀。少言懒动，动作迟缓，明显乏力，体重增加6 kg。月经周期不规律，量多。

查体：T 36.2℃，P 60次/分，R 18次/分，BP 98/60 mmHg。贫血貌，皮肤粗糙，颜面水肿，舌大，可见齿痕，甲状腺Ⅱ度肿大，质韧，无压痛，双肺呼吸音清，未闻及干湿啰音，心率60次/分，心音弱，腹软，无压痛，双下肢非凹陷性水肿。

辅助检查：血常规示RBC 3.14×10^{12}/L，Hb 96 g/L，WBC、PLT正常。甲状腺功能 s－TSH 8.39 mU/L，FT_3 2.92 pmol/L，FT_4 6.54 pmol/L。

问题：

1. 诊断及诊断依据是什么？
2. 治疗原则是什么？

甲状腺功能减退症，简称甲减，是由各种原因引起的甲状腺激素合成和分泌减少或组织作用减弱导致的全身代谢减低综合征。

一、分类

根据甲减起病时年龄，可分为：①呆小症（起病于胎儿或新生儿）；②幼年型甲减（起病于青春期发育前儿童）；③成年型甲减（起病于成年者）。

根据甲减的程度，可分为临床甲减和亚临床甲减。亚临床甲减随着年龄增长发病率增加，多见于女性，通常缺乏明显的临床症状和体征，诊断主要依赖实验室检查。

按病变发生部位的不同，可分为：①原发性甲减由甲状腺腺体本身病变所致，占全部甲

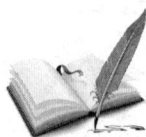

减的95％以上。②中枢性甲减其病变部位位于腺垂体或下丘脑，多数与其他下丘脑－腺垂体轴功能缺陷同时存在。其中，垂体性甲减又称继发性甲减，下丘脑性甲减又称三发性甲减。③甲状腺激素不敏感综合征，指甲状腺激素在外周组织实现生物效应障碍引起的综合征。

二、病因

呆小症可由于先天性甲状腺发育不良、异位或甲状腺激素合成途径中酶缺陷造成，亦可因母体缺碘，供应胎儿的碘不足，以致甲状腺激素合成不足所致，随着我国碘化食盐的广泛应用，其发病率明显下降。

幼年型甲减主要由桥本甲状腺炎所引起。

成年型甲减的主要病因包括如下几个方面。①自身免疫性甲状腺炎包括桥本甲状腺炎、萎缩性甲状腺炎、产后甲状腺炎等。②甲状腺破坏包括手术切除、放射性^{131}I或放射线治疗后。③碘过量可引起具有潜在性甲状腺疾病者发生甲减，也可诱发和加重自身免疫性甲状腺炎。④抗甲状腺药物过量，如锂盐、硫脲类、咪唑类等。

三、临床表现

（一）成年型甲减

40～60岁多见，起病隐匿，发展缓慢，患者既往可有甲状腺手术或^{131}I治疗史，或患桥本甲状腺炎等病史。患者代谢减低，交感神经兴奋性下降，表现为乏力、畏寒、记忆力减退、反应迟钝、注意力不集中、嗜睡、精神抑郁，贫血、厌食、腹胀、便秘，女性常有月经过多、不孕。查体可见面色苍白，眼睑水肿，皮肤干燥发凉、粗糙脱屑，声音嘶哑，毛发稀疏、手脚皮肤可呈姜黄色，心动过缓可出现心包积液、心力衰竭，双下肢非凹陷性水肿；病情严重的患者可发生黏液性水肿昏迷。患者多于冬季发病，因感染、严重躯体疾病、甲状腺激素替代治疗中断、受寒、手术和使用麻醉、镇静药物等诱发。临床表现为嗜睡、低体温（＜35℃）、呼吸减慢、心动过缓、血压下降、四肢肌肉松弛、反射减弱或消失，甚至昏迷、休克，可因心、肾衰竭而危及生命。

（二）呆小症

出生后数周到数月发病，起病越早，病情越严重。患儿不活泼，不主动吸奶；体格、智力发育迟缓，表情呆钝，发音低哑；颜面苍白，眶周水肿，眼距增宽，鼻梁扁塌；唇厚流涎，舌大外伸；前后囟增大、闭合延迟；四肢粗短，出牙、换牙和骨龄延迟；行走晚，呈鸭步；心率慢，心浊音区扩大；腹饱满膨大伴脐疝。

地方性甲状腺功能减退症因在胎儿期碘缺乏而不能合成足量甲状腺激素，影响中枢神经系统发育。临床表现为两种不同的类型，但可相互交叉重叠。①"神经性"综合征，主要表现为共济失调、痉挛性瘫痪、聋哑、智能低下，但身材正常，甲状腺功能正常或轻度减低。②"黏液水肿性"综合征，临床上有显著的生长发育和性发育落后、智力低下、黏液性水肿等，血清T_4降低、TSH增高。

（三）幼年型甲减

临床表现介于成年型与呆小症之间。幼儿多表现为呆小症，较大儿童的表现与成人型相似。

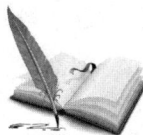

四、实验室检查

1. 一般检查 血常规检查多为轻度、中度正细胞正色素性贫血。也可表现为小细胞低色素性贫血或大细胞性贫血。血生化检查常表现为：血清甘油三酯、总胆固醇、低密度脂蛋白增高，高密度脂蛋白降低，同型半胱氨酸增高，血清肌酸磷酸激酶（CK）、乳酸脱氢酶（LDH）增高。

2. 血清甲状腺激素和促甲状腺激素 血清促甲状腺激素（TSH）增高，TT_4、FT_4降低，病情严重者血清 TT_3 和 FT_3 也减低。亚临床甲减仅有血清 TSH 增高，血清 TT_4、FT_4正常。

3. TRH 刺激试验 若血清 T_4、TSH 均低，则疑 TRH、TSH 分泌不足，应进一步做 TRH 刺激试验。主要用于原发性甲减与中枢性甲减的鉴别。静脉注射 TRH 后，血清 TSH 不增高者提示为垂体性甲减；延迟增高者为下丘脑性甲减；血清 TSH 在增高的基值上进一步增高，提示原发性甲减。

> **考点提示**
>
> 甲减的临床表现及甲状腺功能检查的内容及临床意义。

4. 甲状腺自身抗体 甲状腺过氧化物酶抗体（TPOAb）和甲状腺球蛋白抗体（TgAb）是确定原发性甲减病因的重要指标和诊断自身免疫性甲状腺炎（如桥本甲状腺炎、萎缩性甲状腺炎等）的主要指标。

5. 其他检查 X 线检查发现呆小症患儿骨龄延迟，骨化中心呈不均匀性斑点状（多发性骨化灶）。成年患者可见心脏向两侧增大，可伴心包积液和胸腔积液，B 超提示患者心肌收缩力下降，射血分数降低，左室收缩时间间期延长。心电图示低电压、窦性心动过缓、T 波低平或倒置，偶见 P－R 间期延长。

五、诊断与鉴别诊断

（一）诊断

甲减的诊断除临床症状和体征外，主要靠实验室检查。实验室检查血清 TSH 增高，FT_4 减低，原发性甲减即可成立。如果 TPOAb 和 TgAb 阳性，考虑甲减的病因为自身免疫甲状腺炎。实验室检查血清 TSH 减低或正常，TT_4、FT_4 低，考虑中枢性甲减。部分患者无或仅有少许甲状腺功能减退症的症状和体征，甲状腺素水平在正常范围，仅 TSH 高于正常，可诊断亚临床甲减，根据 TSH 水平，亚临床甲减可分为轻度亚临床甲减（TSH < 10mIU/L）和重度亚临床甲减（TSH ≥ 10mIU/L）。

（二）鉴别诊断

成年型甲减早期多不典型，应与其他原因引起的贫血、特发性水肿、其他原因的心包积液等鉴别。原发性甲减时 TRH 分泌增加可以导致高 PRL 血症、溢乳及蝶鞍增大，酷似垂体催乳素瘤，可行 MRI 鉴别。

呆小症应与 21－三体综合征鉴别。后者患儿智能及动作发育落后，但有特殊面容如眼距宽、外眼角上斜、鼻梁低、舌伸出口外，皮肤及毛发正常，无黏液性水肿，常伴有其他先天畸形，染色体核型分析可鉴别。

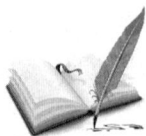

低 T_3 综合征

低 T_3 综合征应与甲状腺功能减退症相鉴别。低 T_3 综合征，是指甲状腺疾病以外的其他原因引起的 T_3 水平降低，亦称甲状腺性病态综合征（ESS）。患者主要表现在血清 TT_3、FT_3 水平减低，血清 rT_3 增高，血清 T_4、TSH 水平正常。严重的全身性疾病（如恶性肿瘤、慢性心衰、肾衰竭、重度营养不良等）、外伤手术、心理应激等都可导致甲状腺激素水平的改变，这是机体内分泌系统的一种适应性变化，是机体处于疾病危重状态时的一种自我保护反应。疾病越严重，T_3 降低越明显，预后越差。本病一般不需甲状腺素替代治疗，随着原发病的缓解，甲状腺素水平可恢复正常。

六、治疗

（一）替代治疗

常用左甲状腺素（$L-T_4$）治疗，需要终生服药。治疗的剂量取决于患者的病情、年龄、体重和个体差异。成年患者 $L-T_4$ 替代剂量 50~200 μg/d，平均 125 μg/d。按照体重计算的剂量是 1.6~1.8 μg/(kg·d)；儿童需要较高的剂量，大约 2.0 μg/(kg·d)；老年患者则需要较

考点提示

甲状腺素替代治疗的原则。

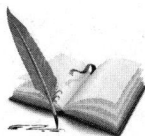

低的剂量，大约 1.0 μg/(kg·d)；妊娠时的替代剂量需要增加 30%~50%；甲状腺癌术后的患者需要剂量大约 2.2 μg/(kg·d)。初治剂量宜偏小，然后依症状改善程度逐步递增，一般从 25~50 μg/d 开始，每次增加 25 μg，治疗初期每 4~6 周测定激素指标以调整 $L-T_4$ 剂量，直至达到治疗目标。治疗达标后，需要每 6~12 个月复查一次激素指标。缺血性心脏病患者起始剂量宜小，调整剂量宜慢，防止诱发和加重心脏病。

（二）亚临床甲减的处理

亚临床甲减可引起血脂异常，后者促进动脉粥样硬化的发生、发展；妊娠亚临床甲减可影响后代智力发育；部分亚临床甲减可发展为临床甲减。因此，对亚临床甲减的患者应定期监测 TSH 变化，对重度亚临床甲减（TSH≥10mIU/L）患者给予 $L-T_4$ 替代治疗，轻度亚临床甲减（TSH<10mIU/L）患者，如伴有甲减症状、TPOAb 阳性、血脂异常或动脉粥样硬化性疾病也可予以 $L-T_4$ 治疗。

（三）黏液水肿性昏迷的治疗

1. 甲状腺激素治疗　首选 T_3 静脉注射，每 4 小时 10 μg，直至患者症状改善，清醒后改为口服；或 $L-T_4$ 首次静脉注射 300 μg，以后每日 50 μg，至患者清醒后改为口服。如无注射剂可予以片剂鼻饲，T_3 20~30 μg，每 4~6 小时一次，以后每 6 小时 5~15 μg；或 $L-T_4$ 首次 100~200 μg，以后每日 50 μg，至患者清醒后改为口服。

2. 去除诱因，支持和对症治疗　保温、吸氧、保持呼吸道通畅，必要时行气管切开、机械通气，治疗原发疾病，去除诱发因素，有感染者积极控制感染。谨慎补液，可用 5%~

10% 葡萄糖生理盐水 500～1000 ml/d，缓慢静脉滴注，必要时予以氢化可的松 200～300 mg/d 持续静滴，清醒后逐渐减量。

七、预防

地方性缺碘者，采用碘化盐并加强临床治疗；由药物引起者，应注意及时调整剂量或停药；应适当掌握 ^{131}I 剂量及甲状腺的手术切除量，以防止切除过多或放射剂量过大等因素导致甲状腺功能减退。我国实行对新生儿甲减的常规筛查制度，于产后 3～5 天采集新生儿足跟血检查 TSH，使患儿早期确诊，避免神经精神发育严重缺陷，减轻家庭和国家负担。

本章小结

甲状腺功能减退症是由各种原因引起的甲状腺激素合成、分泌或生物效应不足所致的一种临床综合征。本病因起病年龄不同，临床表现也不相同，胎儿或新生儿起病者表现为呆小症，患者生长发育迟缓、智力障碍。成人型甲减表现为全身代谢减低，细胞间黏多糖沉积，称为黏液性水肿。甲状腺功能检查是诊断甲减的重要手段，表现为血清 TSH 增高，TT_4、FT_4、TT_3、FT_3 均可减低。甲状腺自身抗体、TRH 刺激试验等检查可帮助明确甲减病因。主要采取甲状腺素替代治疗。

目标检测

一、选择题

1. 甲状腺功能减退症水肿特点是

    A. 黏液性水肿
    B. 眼睑水肿
    C. 下肢凹陷性水肿
    D. 下垂性性水肿
    E. 单侧肢体水肿

2. 关于甲减替代治疗，下列说法中错误的是

    A. 从小剂量开始逐渐加量至甲状腺功能正常
    B. TSH 是原发性甲减评价疗效的最佳指标
    C. 替代用量应注意个体化
    D. 不论何种甲减均需甲状腺激素替代并监测
    E. 确诊甲减后即刻足量替代

3. 患者，女，52 岁。畏寒，嗜睡，食欲减退，便秘，溢乳，毛发脱落，2 年余。查体：水肿，皮肤粗糙，反应迟钝，心率 56 次/分，心律齐。实验室检查：$FT_3\downarrow$，$FT_4\downarrow$，$TSH\uparrow$。诊断为原发性甲减。治疗主要采用

    A. 支持治疗
    B. 对症治疗
    C. 病因治疗
    D. 替代治疗
    E. 滋补疗法

扫码"练一练"

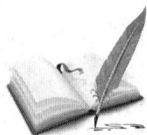

4. 患者，女，50 岁。3 年前行^{131}I 治疗，近半年出现疲乏无力、畏寒、下肢肿胀、脱发。为明确诊断，下列检查优选

  A. TSH、T_3、T_4　　　　　　B. 甲状腺彩超

  C. 甲状腺扫描　　　　　　　D. TRAb

  E. 甲状腺 CT

5. 下列可用于鉴别垂体疾病所致甲减与原发性甲减的是

  A. 血清 TSH　　　　　　　　B. 血清 FT_3

  C. 血清 FT_4　　　　　　　　D. TT_3

  E. TT_4

二、思考题

简述甲状腺功能减退症的诊断与治疗原则。

（丁　浩）

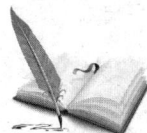

第九章 甲状腺结节及分化型甲状腺癌

扫码"学一学"

案例导入

患者，女，48 岁。颈部增粗 4 个月，声音嘶哑 1 个月。

患者 4 个月前无意间发现"颈部增粗"，无疼痛、发热等不适。近 1 个月出现声音嘶哑。无吞咽困难、呼吸困难，无多饮、多食，无心慌、胸闷。既往体健，否认肝炎、结核史，无颈部放射史，无烟酒嗜好，无药物过敏史，家族成员无类似病史。

查体：T 36.5℃，P 72 次/分，R 18 次/分，BP 122/80 mmHg。皮肤、黏膜无黄染，头颅无畸形，眼、耳、鼻、口部无异常。颈前区隆起，随吞咽上、下移动，可触及甲状腺右叶肿块，约 4 cm×3 cm×2 cm，质地硬、表面不平、活动差、无触痛，甲状腺左叶无肿大。右侧颈部可触及多个肿大淋巴结，直径 0.5～2.0 cm，沿颈内静脉中下段分布，淋巴结可活动、质地较硬、无触痛，左侧未触及肿大淋巴结。

辅助检查：甲状腺功能正常。B 超示甲状腺右叶肿块，大小 4.0 cm×3.1 cm×2.2 cm，边缘欠规则，肿块呈低回声，部分呈细密钙化点；右侧颈部可见多个肿大淋巴结。

问题：

1. 诊断及诊断依据是什么，应与哪些疾病进行鉴别？
2. 为明确诊断，进一步做哪些检查？
3. 治疗原则是什么？

第一节 甲状腺结节

甲状腺结节（thyroid nodule）是指甲状腺细胞在局部异常生长所引起的散在病变。是临床常见病，可由多种病因引起，较多见于中年女性。一般人群中通过触诊的检出率为 3%～7%，借助高分辨率超声的检出率可高达 20%～76%。检查甲状腺结节的目的是排除或发现甲状腺癌，甲状腺癌在甲状腺结节中的发现率是 5%～15%。甲状腺结节可分为单发性和多发性结节，多发性结节较单发性结节发病率高，但两者的恶变风险无差异。

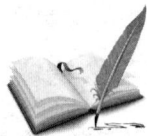

一、病因

临床上有多种甲状腺疾病都可以表现为甲状腺结节，在未明确结节性质前统称为甲状腺结节，其中只有甲状腺癌是恶性疾病。甲状腺结节中绝大多数为良性病变，良性甲状腺结节的病因包括：良性腺瘤，局灶性甲状腺炎，多结节性甲状腺肿的突出部分，甲状腺、甲状旁腺和甲状腺舌管囊肿，单叶甲状腺发育不全导致对侧叶增生，手术后或^{131}I治疗后甲状腺残余组织的瘢痕和增生等。

二、临床表现

大多数甲状腺结节患者没有临床症状。合并甲状腺功能异常时可出现相应的临床表现。部分患者由于结节压迫周围组织，出现声音嘶哑、呼吸困难、吞咽困难等症状。少数情况下，甲状腺癌以颈部淋巴结病理性肿大或远处转移癌为首发表现。提示甲状腺癌的风险增高的病史、症状和体征包括：①童年期头颈部放射线照射史或放射性尘埃接触史；②全身放射治疗史；③有甲状腺癌的既往史或家族史；④男性；⑤结节生长迅速；⑥伴持续性声音嘶哑、发音困难；⑦伴吞咽困难或呼吸困难；⑧结节形状不规则、与周围组织粘连固定；⑨伴颈部淋巴结病理性肿大。

三、体格检查

查体发现甲状腺结节是重要的体征，但也有少数甲状腺癌的病人甲状腺结节并不明显。触诊甲状腺结节时，如结节光滑，有弹性，结节在手指下轻快滑动，且滑动度较大者，常为良性肿瘤；而恶性肿瘤则一般质硬而不均匀，有结节感，形态不规则，固定，吞咽时上下活动度差，可伴有侵犯周围结构的表现。

四、实验室和其他检查

1. 甲状腺功能 所有甲状腺结节患者都应进行甲状腺功能检查，包括血清 TSH、T_4、FT_4、T_3、FT_3测定。研究显示，甲状腺结节患者如伴有 TSH 水平低于正常，其结节为恶性的比例低于伴有 TSH 水平正常或升高者。如果 TSH 减低，提示结节可能分泌甲状腺激素。应进一步做甲状腺核素扫描，检查结节是否具有自主功能。如果血清 TSH 增高，提示可能存在桥本甲状腺炎伴甲状腺功能减退，需要进一步测定甲状腺自身抗体和甲状腺细针抽吸细胞学检查。研究发现，甲状腺结节患者 TSH 水平越高，患分化型甲状腺癌的风险也越高。

2. 甲状腺 B 超 甲状腺 B 超是评估甲状腺结节的必要检查，B 超检查未能证实的结节，即使可以触及，也不能诊断为甲状腺结节。超声检查可明确结节的位置、大小、性质、边界、包膜、钙化、血供和与周围组织的关系等情况，同时评估颈部区域有无淋巴结肿大和淋巴

> **考点提示**
> 评估甲状腺结节的必要检查是甲状腺 B 超。

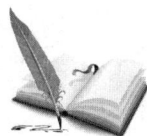

结的大小、形态和结构特点，帮助鉴别甲状腺结节的良恶性。癌性征象包括：结节微钙化，实体结节的低回声，结节内血供丰富、边缘不规则、晕圈缺如或结节高度超过宽度以及颈部淋巴结浸润病变等。一般认为无回声病灶和均质性高回声病灶癌变危险低。

3. 甲状腺核素扫描　经典使用的核素是^{131}I、^{123}I、^{99m}Tc。根据甲状腺结节摄取核素的多寡，划分为"热结节""温结节"和"冷结节"。因为大多数良性结节和甲状腺癌一样吸收核素较少，成为所谓的"冷结节"或"凉结节"，故甲状腺核素扫描对甲状腺结节的诊断价值不大，仅对甲状腺自主高功能腺瘤（热结节）有诊断价值。甲状腺结节伴有血清 TSH 降低时，核素显像可判断结节是否有自主摄取功能（"热结节"）。"热结节"绝大部分为良性，一般不需细针穿刺抽吸活检，而"冷结节"提示可能为无功能甲状腺癌或甲状腺囊肿。

4. 血清甲状腺球蛋白（TG）　TG 由甲状腺滤泡上皮细胞分泌。TG 的水平升高见于多种甲状腺疾病，对鉴别甲状腺结节的性质意义不大。甲状腺全切或近乎全切除后，TG 水平对判断复发十分有意义，TG 增高提示复发。

5. 血清降钙素　降钙素由甲状腺滤泡旁细胞（C 细胞）分泌。在疾病早期帮助诊断甲状腺 C 细胞异常增生和甲状腺髓样癌有重要价值。血清降钙素 >100 pg/ml 提示甲状腺髓样癌，但是甲状腺髓样癌的发病率低；血清降钙素升高但不足 100 ng/ml 时，诊断甲状腺髓样癌的特异性较低。降钙素也可作为家族型甲状腺髓样癌患者家族成员筛选与追踪的方法之一。

> **考点提示**
>
> 诊断甲状腺髓样癌的特异性肿瘤标志物是血清降钙素。

6. 甲状腺细针抽吸细胞学活检（FNAB）　FNAB 是术前评估甲状腺结节良恶性时敏感度和特异度最高的方法，可对 90% 的甲状腺肿块做出明确的病理诊断，有助于选择恰当的手术术式及判断预后，减少不必要的甲状腺结节手术。与触诊下 FNAB 相比，超声引导下细针抽吸活检可提高取材的成功率和诊断准确率。但是，FNAB 不能区分甲状腺滤泡状癌和滤泡细胞腺瘤。

> **考点提示**
>
> 甲状腺细针抽吸细胞学检查（FNAB）是术前评估甲状腺结节良恶性时敏感度和特异度最高的方法。

一般主张对直径大于 1 cm 的结节进行评估，因其有较高的恶变可能。对直径小于 1 cm 的结节，如果超声为可疑恶性，或伴有淋巴结病变、头颈部放射线照射史、甲状腺癌阳性家族史、甲状腺核素扫描阳性、伴血清降钙素异常升高时，也应进行 FNAB 评估。

FNAB 有五个结果：①恶性结节。②疑似恶性结节，主要是滤泡状甲状腺肿瘤，这类结节中 15% 是恶性的，85% 是良性的，依靠细胞学检查区分是不可能的。③不确定。④良性结节。⑤标本取材不满意。对于标本取材不满意的情况，需要在 B 超引导下重复穿刺。

五、诊断与治疗

甲状腺结节的诊断实际上是甲状腺良性结节与恶性结节的鉴别诊断。甲状腺结节的诊断需结合病史、体格检查、实验室及其他辅助检查等综合考虑，需依据科学诊疗指南及临床实践经验进行规范化处理。多数良性甲状腺结节仅需定期随访，无须特殊治疗。少数情况下，可选择手术治疗、TSH 抑制治疗、放射性^{131}I 治疗，或者其他治疗手段。

六、随访

甲状腺结节需要随访。B 超的准确性优于触诊，所以主张应用 B 超随访结节的增长情况。多数甲状腺良性结节的随访间隔为 6~12 个月；暂未接受治疗的可疑恶性或恶性结节，可以缩短随访间隔。如随访中发现结节明显生长，要特别注意是否伴有提示结节恶变的症

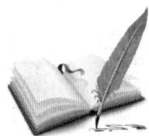

状、体征（如声音嘶哑、呼吸/吞咽困难、结节固定、颈部淋巴结肿大等）和超声征象。"明显生长"指结节体积增大 50% 以上，或至少有 2 条径线增加超过 20%（并且超过 2 mm），这时有 FNAB 的适应证；对囊实性结节来说，根据实性部分的生长情况决定是否进行 FNAB。

第二节　分化型甲状腺癌

甲状腺癌（thyroid cancer）是内分泌系统的常见肿瘤，约占所有恶性肿瘤的 1%，且近年有增长趋势；女性多于男性，一般为（2~4）:1。根据肿瘤分化的程度，甲状腺癌根据组织学可以分类为分化型和未分化型。分化型甲状腺癌（DTC）占甲状腺癌的 90% 以上。DTC 起源于甲状腺滤泡上皮细胞，主要包括乳头状甲状腺癌（PTC）和滤泡状甲状腺癌（FTC），少数为 Hürthle 细胞或嗜酸性细胞肿瘤。大部分 DTC 进展缓慢，近似良性病程，10 年生存率很高，但某些组织学亚型（如 PTC 的高细胞型、柱状细胞型、弥漫硬化型、实体亚型和 FTC 的广泛浸润型等）容易发生甲状腺外侵犯、血管侵袭和远处转移，复发率高，预后相对较差。本节重点介绍分化型甲状腺癌。

一、病因及发病机制

甲状腺癌的病因及发病机制尚不明确。与甲状腺癌发病有关的病因可分为细胞生长分化的刺激因素与突变因素，前者具有 TSH 依赖性，而后者在刺激因素被抑制时，单独难以形成肿瘤；如两者合并存在，致肿瘤的作用显著增强。TSH 长期分泌过多，发生甲状腺肿瘤的危险性增加。头颈部、上纵隔放射治疗或其他原因的核辐射可激活癌基因而导致甲状腺细胞癌变。

二、病理分型及表现

1. 乳头状甲状腺癌　起源于甲状腺滤泡上皮，多见于 30~45 岁女性，多为单个结节，少数为多发或双侧结节，是甲状腺癌中最常见的类型，约占 75%。质地较硬，边界不规则。显微镜下可见分化良好的柱状上皮呈乳头状突起，细胞核增大，变淡，含有清晰的核内包涵体；部分病例可有嗜酸性细胞质；40% 病例可见同心圆的钙盐沉积，是本癌的诊断特征之一。

TSH 可以刺激 PTC 生长。乳头状甲状腺癌生长缓慢，易早期发生淋巴结转移，但恶性程度低，预后较好，生存率与局部淋巴结是否转移无关，与肿瘤大小及是否有远处转移有关。手术治疗后 5 年生存率高，手术见肿瘤包膜完整者，患者寿命正常。如果侵入血管，1/3 患者有 10 年存活率。

> **考点提示**
> 乳头状甲状腺癌是最常见、预后最好的分化型甲状腺癌。

2. 滤泡状甲状腺癌　较常见，占甲状腺癌的 16%。多见于 50 岁以上的女性，可发生在甲状腺腺瘤或结节性甲状腺肿的基础上，比乳头状甲状腺癌恶性程度高、预后差。多为单发，少数为多发或双侧结节，质实而硬韧，边界不清。显微镜下可见不同分化程度的滤泡，有时分化好的滤泡癌很难与腺瘤区别，注意是否有包膜浸润和血管侵犯。滤泡状甲状腺癌生长较快，易浸润周围组织，早期即可出现血行转移。预后与癌的浸润范围有关。

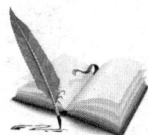

三、诊断与鉴别诊断

对于甲状腺结节患者，查体时应注意甲状腺肿物的位置、形态、大小、单发或多发、肿物的质地、活动程度、表面是否光滑，有无压痛、能否随吞咽上下活动。此外，还应注意颈部淋巴结有无肿大、有无声嘶及声带活动情况等。如有下列表现者，应考虑为甲状腺癌：① 男性与儿童患者，癌的可能性大；②短期内突然增大，但应注意甲状腺囊腺瘤等可并发囊内出血；③产生压迫症状，如声嘶或呼吸困难；④肿瘤硬实，表面粗糙不平；⑤肿瘤活动受限或固定，不随吞咽上下移动；⑥伴颈淋巴结病理性肿大。

初诊甲状腺结节患者影像检查首选 B 超。细针或粗针抽血细胞学检查是鉴别甲状腺肿块病变性质的简单、易行而可靠的方法。若细针穿刺失败，可换用粗针抽吸活检以提高诊断率。穿刺获得的细胞可作细胞遗传学和分子生物学（如癌基因与抑癌基因突变等）分析。必要时，可选用相应的实验室检查和特殊检查来明确诊断。

本病除与甲状腺腺瘤鉴别外，还应注意与慢性淋巴细胞性甲状腺炎鉴别，后者表现为甲状腺弥漫性肿大，腺体虽坚硬，但表面较平，无明显结节，常可触到肿大的锥体叶，颈部多无肿大的淋巴结；慢性淋巴细胞性甲状腺炎引起的甲状腺肿虽也可压迫气管、食管，引起轻度呼吸、吞咽困难，但一般不压迫喉返神经或颈交感神经节。

四、治疗

DTC 的治疗方法主要包括手术治疗、术后 ^{131}I 治疗和 TSH 抑制治疗。其中，手术治疗最为重要，直接影响本病的后续治疗和随访，并与预后密切相关。DTC 常规不进行外照射治疗和化学药物治疗。DTC 治疗的总体发展趋势是个体化的综合治疗。

（一）手术治疗

分化型甲状腺癌（DTC）的甲状腺切除术式主要包括：全/近全甲状腺切除术和甲状腺腺叶＋峡部切除术。确定 DTC 的手术范围时，需要考虑以下因素。肿瘤大小，有无侵犯周围组织，有无淋巴结和远处转移，单灶或多灶，童年期有无放射线接触史，有无甲状腺癌或甲状腺癌综合征家族史，性别、病理亚型等其他危险因素。应根据临床 TNM 分期、肿瘤死亡/复发的危险度、各种术式的利弊和患者意愿，细化外科处理原则，不可一概而论。

> **考点提示**
>
> DTC 的治疗方法主要包括手术治疗、术后 ^{131}I 治疗和 TSH 抑制治疗。手术治疗最为重要。

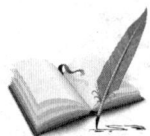

颈部淋巴结转移是 DTC 患者（尤其是≥45 岁者）复发率增高和生存率降低的危险因素。20% ~90% 的 DTC 患者在确诊时即存在颈部淋巴结转移，多发生于颈部中央区。因此，DTC 术中在有效保留甲状旁腺和喉返神经情况下，需行同侧中央区淋巴结清扫术。颈部非中央区淋巴结的处理据肿瘤患者的具体情况而定。

手术后，所有 DTC 患者均应进行术后 AJCC TNM 分期和复发危险度低、中、高危分层以助于预测患者的预后，指导个体化的术后指标及随访方案（表 9-1、表 9-2）。

表 9-1　AJCC 甲状腺癌 TNM 分类第七版（2010 年）

T	原发灶 注：所有的分类可再分为 s（单个病灶），m（多发病灶，以最大的病灶确定分期）
T_X	不能评价原发肿瘤
T_0	无原发肿瘤的证据
T_1	局限于甲状腺内的肿瘤，最大直径≤2 cm
T_{1a}	肿瘤局限于甲状腺内，最大直径≤1 cm
T_{1b}	肿瘤局限于甲状腺内，最大直径>1 cm，≤2 cm
T_2	肿瘤局限于甲状腺内，最大直径>2 cm，≤4 cm
T_3	肿瘤局限于甲状腺内，最大直径>4 cm；或有任何大小的肿瘤伴有最小程度的腺外浸润（如侵犯胸骨甲状肌或甲状腺周围软组织）
T_{4a}	较晚期的疾病。任何大小的肿瘤浸润超出甲状腺包膜至皮下软组织、喉、气管、食道或喉返神经
T_{4b}	很晚期的疾病。肿瘤侵犯椎前筋膜、或包绕颈动脉或纵隔血管
N	区域淋巴结转移 区域淋巴结包括颈正中部淋巴结、颈侧淋巴结、上纵隔淋巴结
N_X	不能评价区域淋巴结
N_0	无区域淋巴结转移
N_1	区域淋巴结转移
N_{1a}	转移至Ⅵ区淋巴结（包括气管前、气管旁、喉前淋巴结）
N_{1b}	转移至单侧、双侧或对侧颈部（Ⅰ、Ⅱ、Ⅲ、Ⅳ、Ⅴ区）、咽后或上纵隔淋巴结
M	远处转移
M_0	无远处转移
M_1	有远处转移

表 9-2　AJCC 甲状腺癌 TNM 分期第七版（2010 年）

	T	N	M
年龄小于 45 岁			
Ⅰ期	任何 T	任何 N	M_0
Ⅱ期	任何 T	任何 N	M_1
年龄大于或等于 45 岁			
Ⅰ期	T_1	N_0	M_0
Ⅱ期	T_2	N_0	M_0
Ⅲ期	T_3	N_0	M_0
	T_1	N_{1a}	M_0
	T_2	N_{1a}	M_0
	T_3	N_{1a}	M_0
Ⅳa 期	T_{4a}	N_0	M_0
	T_{4a}	N_{1a}	M_0
	T_1	N_{1b}	M_0
	T_2	N_{1b}	M_0
	T_3	N_{1b}	M_0
	T_{4a}	N_{1b}	M_0
Ⅳb 期	T_{4b}	任何 N	M_0
Ⅳc 期	任何 T	任何 N	M_1

（二）术后 ^{131}I 治疗

术后 ^{131}I 治疗的机制在于：很多分化性甲状腺癌具有吸碘功能，放射性碘高度浓集于肿瘤组织中，可起内放射治疗作用，而对周围组织放射损伤很小。对于复发或远处转移而又

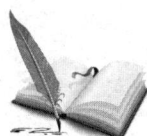

不能手术切除的病灶，只要肿瘤内含有功能性的滤泡成分，能显示出吸碘功能，就可以用放射性碘治疗。

术后[131]I 治疗是 DTC 术后治疗的重要手段之一。[131]I 治疗包含两个层次。一是采用[131]I 清除 DTC 术后残留的甲状腺组织，简称[131]I 清甲；二是采用[131]I 清除手术不能切除的 DTC 转移灶，简称[131]I 清灶。

目前对术后[131]I 清甲治疗的适应证尚存争议。主要问题集中于低危患者是否从中获益。据国际情况和临床经验，建议对 DTC 术后患者进行实时评估，根据 TNM 分期，选择性实施[131]I 清甲治疗。总体来说，除所有癌灶均 <1 cm 且无腺外浸润、无淋巴结和远处转移的 DTC 外，均可考虑[131]I 清甲治疗。妊娠期、哺乳期、计划短期（6 个月）内妊娠者和无法依从辐射防护指导者，禁忌进行[131]I 清甲治疗。

（三）TSH 抑制治疗

TSH 抑制治疗是指手术后应用甲状腺激素将 TSH 抑制在正常低限或低限以下，甚至检测不到的程度，一方面补充 DTC 患者所缺乏的甲状腺激素，另一方面抑制 DTC 细胞生长。

TSH 抑制治疗可抑制 DTC 细胞生长的基础在于 TSH 是一种致癌因子，可以刺激分化型甲状腺癌的生长。分化型甲状腺癌的细胞膜表面表达 TSH 受体，并可对 TSH 刺激发生反应，使甲状腺癌组织复发和增生。因此，TSH 抑制是降低分化型甲状腺癌复发率的重要辅助施。

TSH 抑制治疗用药首选 $L-T_4$ 口服制剂。超生理剂量的 $L-T_4$ 治疗的副作用包括：亚临床甲亢，加重缺血性心脏病、心房纤颤和闭经后妇女的骨质疏松。目前对治疗后 TSH 的最佳目标值尚无一致意见。近年来，TSH 抑制治疗的理念提倡兼顾分化型甲状腺癌患者的肿瘤复发危险度和 TSH 抑制治疗的副作用风险，制定个体化治疗目标，摒弃单一标准。我国 2012 年分化性甲状腺癌诊治指南建议在分化型甲状腺癌患者的初治期（术后 1 年内）和随访期中，据对患者肿瘤复发的危险度及 TSH 抑制治疗的副作用风险的评估设立相应 TSH 抑制治疗目标（表 9 – 3、9 – 4）。

表 9 – 3　DTC 复发危险度分层

复发危险度组别	符合条件
低危组	符合以下全部条件者 – 无局部或远处转移 – 所有肉眼可见的肿瘤均被彻底清除 – 肿瘤没有侵犯周围组织 – 肿瘤不是侵袭型的组织学亚型，并且没有血管侵犯 – 如果该患者清甲后行全身碘显像，甲状腺床以外没有发现碘摄取
中危组	符合以下任一条件者 – 初次手术后病理检查可在镜下发现肿瘤有甲状腺周围软组织侵犯 – 有颈淋巴结转移或清甲后行全身[131]I 显像发现有异常放射性摄取 – 肿瘤为侵袭型的组织学类型，或有血管侵犯
高危组	符合以下任一条件者 – 肉眼下可见肿瘤侵犯周围组织或器官 – 肿瘤未能完整切除，术中有残留 – 伴有远处转移 – 全甲状腺切除后，血清 TG 水平仍较高 – 有甲状腺癌家族史

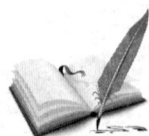

表 9 - 4　TSH 抑制治疗的副作用风险分层

风险分层	适应人群
低危	符合下述所有情况：中青年；无症状者；无心血管疾病；无心律失常；无肾上腺素能受体激动的症状或体征；无心血管疾病危险因素；无合并疾病；绝经前妇女；骨密度正常；无 OP 的危险因素
中危	符合下述任一情况：中年；高血压；有肾上腺素能受体激动的症状或体征；吸烟；存在心血管疾病危险因素或糖尿病；围绝经期妇女；骨量减少；存在 OP 的危险因素
高危	符合下述任一情况：临床心脏病；老年；绝经后妇女；伴发其他严重疾病

（四）其他治疗

侵袭性 DTC 经过手术和^{131}I 治疗后，外照射治疗降低复发率的作用尚不明确，不建议常规使用。DTC 不常规进行化学治疗及靶向药物治疗。DTC 对化学治疗药物不敏感，化学治疗仅作为姑息治疗或其他手段无效后的尝试治疗。在常规治疗无效且处于进展状态的晚期 DTC 患者中，可以考虑使用新型靶向药物治疗。

（五）肿瘤复发和转移的监测

尽管大多数 DTC 患者预后良好、死亡率较低。但是约 30% 的 DTC 患者会出现复发或转移，其中 2/3 发生于手术后的 10 年内，有术后复发并有远处转移者预后较差。少数病例的转移发生在术后多年以后，所以需要终身随访。临床用于监测肿瘤复发和转移的辅助检查手段主要包括如下几方面。

1. 血清 TG　对于检测分化型甲状腺癌复发具有高度的敏感性和特异性，特别是术后和^{131}I 治疗后。原理在于对已清除全部甲状腺（手术和^{131}I 清甲后）的 DTC 患者而言，体内应当不再有 TG 的来源；如果在血清中检测到 TG，往往提示 DTC 病灶残留或复发。

此外，TgAb 存在时，会降低血清的化学发光免疫分析方法检测值，影响通过 TG 测病情的准确性，故测定血清 TG 时均应同时检测 TgAb。

2. 颈部超声　随访期间进行超声检查的目的是为评估甲状腺床和颈部中央区、侧颈部的淋巴结状态，是随访中的重要内容。建议 DTC 随访期间，颈部超声检查的频率为：手术或^{131}I 治疗后第 1 年内每 3~6 个月一次；此后，无病生存者每 6~12 个月一次；如发现可疑病灶，检查间隔应酌情缩短。对超声发现的可疑颈部淋巴结，可进行穿刺活检。

3. 诊断性全身显像（Dx - WBS）　DTC 患者在手术和^{131}I 清甲治疗后，可根据复发危险度，在随访中选择性应用 Dx - WBS。

4. CT、MRI 或 PET 检查　此三项检查在怀疑 DTC 复发、局部或远处转移时可施行，不建议常规使用。

本章小结

甲状腺结节临床常见，检查甲状腺结节的目的是排除或发现甲状腺癌。甲状腺 B 超评估是甲状腺结节的首选检查。血清 TSH 测定是评估甲状腺结节的重要检查。甲状腺细针抽吸细胞学检查（FNAB）是术前评估甲状腺结节良恶性时敏感度和特异度最高的方法。

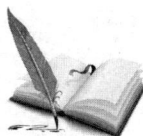

分化型甲状腺癌（DTC）的主要治疗方法包括手术治疗、术后^{131}I 治疗、TSH 抑制治疗。DTC 者需进行长期随访，监测肿瘤复发和转移具有重要意义。血清 TG 对于检测分化型甲状腺癌复发具有高度的敏感性和特异性，特别是手术治疗后和^{131}I 治疗后。颈部超声也是重要的监测内容。

目标检测

扫码"练一练"

一、选择题

1. 甲状腺结节的首选诊断项目为

    A. 血甲状腺功能检查   B. B 超

    C. 细针抽吸细胞学活检   D. 颈部 CT

    E. 同位素扫描

2. DTC 患者血清 Tg 是诊断转移或复发的主要指标，但下列情况有价值的是

    A. 甲状腺全切   B. 甲状腺次全切除

    C. 甲状腺癌组织切除   D. 甲状腺未手术

    E. 以上均是

3. 甲状腺髓样癌诊断的血清标志物是

    A. TG   B. 骨钙素

    C. 降钙素   D. TgAb

    E. 甲状腺素

4. DTC 患者转移灶^{131}I 扫描阳性提示

    A. 分化程度高   B. 分化程度低

    C. 失分化   D. 未分化

    E. 以上均是

5. 患者，男，42 岁。右颈侧肿块 3 个月余，如蚕豆大，可活动，无压痛，无发热及咳嗽。鼻咽部无异常。甲状腺峡部可及直径 0.8 cm 大小结节。其最可能的诊断是

    A. 慢性淋巴结炎   B. 甲状腺癌转移

    C. 淋巴结结核   D. 肺癌转移

    E. 脑部肿瘤转移

二、思考题

简述甲状腺结节的诊断措施。

（段 芹）

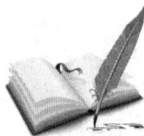

第十章　皮质醇增多症

扫码"学一学"

案例导入

患者，女，27岁。体重增加2年。

患者2年来体重逐渐增加，尤近半年明显，由60公斤增至76公斤，伴疲乏无力，头晕。近3个月未来月经，觉汗毛加重，长胡须，面部常起痤疮。起病来无明显多食，无多饮多尿，活动量未减少，睡眠正常，无视物障碍及缺损，无怕冷、少汗，无软瘫。

查体：T 36.8℃，P 86次/分，R 18次/分，BP 190/110 mmHg。神志清楚，腹型肥胖。皮肤菲薄，满月脸，多血质面容，毛发浓密油腻，可见胡须，颜面可见痤疮。背部毛囊角化明显，下腹部及双下肢近端多条紫纹，呈梭形，四肢均可见片状瘀斑。甲状腺不大，心律齐，腹部未扪及包块。锁骨上、肾区均未闻及血管杂音，四肢肌力及肌张力正常。

问题：

1. 根据患者临床表现，初步诊断及诊断依据是什么？
2. 还需哪些辅助检查明确诊断？

皮质醇增多症，又称库欣综合征（Cushing综合征），是指由于各种原因导致肾上腺皮质长期分泌过量的糖皮质激素（主要是皮质醇）所致病症的总称，也称为内源性库欣综合征。而长期应用外源性肾上腺糖皮质激素或饮用大量酒精饮料引起的类似库欣综合征的临床表现，称为医源性、药源性或假性库欣综合征。本章学习的是内源性库欣综合征。

内源性库欣综合征分为ACTH依赖性和ACTH非依赖性两种（表10-1）。前者指垂体或垂体以外某些肿瘤组织分泌过量ACTH导致双侧肾上腺皮质增生并分泌过量皮质醇；后者指肾上腺皮质的肿瘤性生长（腺瘤或腺癌）并自主分泌过量皮质醇。其中，由于垂体分泌过量ACTH引起的皮质醇增多症称库欣病，是皮质醇增多症的最常见类型，占成人库欣综合征的60%~70%。

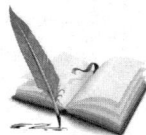

表 10 - 1　皮质醇增多症的分类

依赖 ACTH 的 Cushing 综合征	不依赖 ACTH 的 Cushing 综合征
（1）库欣病	（1）肾上腺皮质腺瘤
（2）异位 ACTH 综合征	（2）肾上腺皮质癌
	（3）不依赖 ACTH 性双侧肾上腺小结节性增生
	（4）不依赖 ACTH 性双侧肾上腺大结节性增生

一、流行病学

本病可发生在任何年龄，但多发于 20 ~ 45 岁，女性多见，男女之比为 1：2.5。

二、病因和发病机制

皮质醇由肾上腺皮质束状带合成和分泌，其分泌受下丘脑 CRH 及腺垂体 ACTH 的调控。按皮质醇增多症的类型，发病原因各有不同。

1. 库欣病　垂体肿瘤分泌过多 ACTH，导致肾上腺分泌过多皮质醇，从而引起皮质醇增多症。70% 左右为垂体微腺瘤，但临床上能查到垂体有肿瘤的仅占 10% 左右。

2. 异源性 ACTH 综合征　某些垂体、肾上腺以外的肿瘤可分泌类似 ACTH 的物质，具有类似 ACTH 的生物效应，从而导致皮质醇分泌增多。常见的有支气管肺癌、甲状腺癌等。

3. 肾上腺皮质肿瘤　有肾上腺皮质腺瘤和肾上腺癌两种。肿瘤会自主分泌肾上腺皮质激素，不受 ACTH 的控制。

4. 肾上腺结节性增生　双侧肾上腺增大，含有多个良性结节，结节使肾上腺产生过量皮质醇从而引起库欣综合征。

📖 知识链接

医源性皮质醇增多症

医源性皮质醇症增多症是长期大量使用糖皮质激素治疗某些疾病时，出现的皮质醇增多症，停药后可逐渐复原。长期使用 ACTH 也可出现皮质醇增多症。

假性库欣综合征

假性库欣综合征在抑郁症患者和长期饮用大量酒精饮料者中常见。抑郁症患者血尿皮质醇水平可以高于正常。而长期饮用大量酒精饮料者发生酒精性肝脏损害时，不仅各种症状及激素水平类似库欣综合征，且对小剂量地塞米松无反应或反应减弱，但戒酒即可恢复。

三、病理生理

皮质醇分泌的长期过多引起蛋白质、脂肪、糖、电解质代谢的严重紊乱及干扰多种其他激素的分泌。引起库欣病的垂体肿瘤多为嗜碱细胞瘤。

四、临床表现

库欣综合征起病缓慢，呈慢性发展。典型病例的临床表现如下。

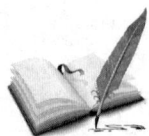

1. 脂肪代谢紊乱 患者脸胖如圆形，如同"满月"。体内脂肪沉积以腹部为主，背部脂肪也很多，出现锁骨上脂肪垫和水牛背，四肢及臀部脂肪不增多，与肥胖的躯干形成鲜明对比，称为向心性肥胖。

2. 多血质和紫纹 皮肤萎缩变薄，颜面发红，呈多血质外貌。毛细血管脆性增加，上臂、手背和大腿内侧等处易发生瘀斑。在腹部、腰、腋窝等处可出现紫红色条纹，较宽，呈对称性，发生率可达 3/4。异位 ACTH 综合征患者常有皮肤色素沉着。

3. 疲倦、衰弱、腰背痛 这往往是肌萎缩、骨质疏松的结果，易有病理性骨折，好发部位是肋骨和胸腰椎。

4. 心血管系统病变 以高血压较常见，长期高血压可并发左心室肥厚、心肌劳损、心律失常、心力衰竭等。

5. 毛发增多、脱发和痤疮 无论男女均常有多毛现象，女性甚至会出现胡须。但常伴脱发，这可能与皮肤萎缩有关。痤疮可发生在面部、胸部、臀部和背部。

6. 性功能障碍 男性患者出现性功能低下、阳痿。女性可出现月经紊乱或减少、闭经，但很少出现明显男性化，如出现需警惕肾上腺皮质腺癌。

7. 糖尿病 约半数患者有糖耐量低减，20% 有糖尿病，称为类固醇性糖尿病。胰岛素治疗效果欠佳。

8. 电解质代谢和酸碱平衡紊乱 表现为血钠增高，血钾降低。严重者发生低钾、低氯性碱中毒。患者可因钠潴留而有水肿。

> **考点提示**
>
> 库欣综合征的主要临床表现。

9. 感染 患者对感染的抵抗力减弱。肺部感染、皮肤真菌感染多见，且较严重。

10. 其他 库欣综合征还可出现肝功能损害、消化道溃疡加重、精神失常、生长发育障碍等。

五、辅助检查

实验室检查是诊断皮质醇增多症的重要依据。

1. ACTH、皮质醇及相关代谢产物测定 库欣病或异位 ACTH 综合征患者 ACTH 升高，腺瘤或腺癌患者 ACTH 下降。库欣综合征患者血皮质醇分泌升高，伴有节律改变或消失，尿 17 - 羟皮质类固醇和尿游离皮质醇均明显升高，不能被小剂量地塞米松抑制。

知识链接

小剂量地塞米松抑制试验

地塞米松是人工合成的糖皮质激素，仅需要很小的量即能达到与天然皮质醇相似的作用。因其量小，分布在血中浓度很低，故对测定自身皮质醇分泌量无影响。可通过地塞米松对 ACTH、CRH 的抑制作用，及由此引起肾上腺皮质激素分泌减少的程度来了解下丘脑 - 腺垂体 - 肾上腺皮质轴的功能。试验方法是口服地塞米松 0.5 mg/6h 或 0.75 mg/8h，共 2 天。服药后尿 17 - 羟皮质类固醇、尿游离皮质醇不能被抑制到 55 nmol/24h 以下，考虑为库欣综合征。也可做较简单的午夜一片法地塞米松试验，血皮质醇不能被抑制到对照值的 50% 有意义。

2. 影像学检查　垂体瘤检查首选 MRI。肾上腺 CT 及 B 超检查为肾上腺病变检查的首选。常规摄 X 线胸片，必要时做胸、腹部 CT 薄层检查明确异位 ACTH 综合征。

六、诊断与鉴别诊断

库欣综合征的诊断一般分两步：首先确定是否为库欣综合征；其次明确库欣综合征的病因。典型者从外观即可做出诊断，发病早期或不典型者需进一步完善实验室及影像学检查做出诊断。库欣综合征主要与单纯性肥胖、抑郁症、假性库欣综合征相鉴别。

考点提示

库欣综合征的诊断程序。

七、治疗

治疗的目的是去除病因，纠正皮质醇增多的状态，保护垂体及肾上腺的功能。

1. 库欣病　治疗包括手术切除垂体腺瘤、放疗以及药物抑制 ACTH 的分泌等。经蝶窦切除垂体微腺瘤，是治疗本症的首选方法。对垂体大腺瘤者可作开颅手术治疗，尽可能切除肿瘤。对不能完全切除者应辅以放射治疗。某些药物如赛庚啶、利血平、溴隐亭等可减少垂体 ACTH 的分泌，可用于治疗库欣病，但疗效较差，仅可作为辅助用药。

2. 肾上腺皮质肿瘤　肾上腺腺瘤治疗主要为手术切除并保留已萎缩的腺瘤外肾上腺，术中及术后应注意补充糖皮质激素。肾上腺皮质腺癌除及早手术切除外，也可使用药物抑制肾上腺皮质激素的合成。

考点提示

库欣综合征的治疗以手术为主。其中，经蝶窦切除垂体微腺瘤是治疗库欣病的首选方法。

3. 结节性肾上腺皮质增生　如系 ACTH 依赖性，则治疗原则与库欣病一致。如系非 ACTH 依赖性，不论是大结节性还是小结节性增生，均应作双肾上腺全切手术，术后终身服用糖皮质激素替代治疗。

4. 异位 ACTH 综合征　切除原发肿瘤是主要治疗方法，如肿瘤已转移不能手术，则只能用药物治疗减少皮质激素的产生。

八、预后

库欣病行经蝶窦垂体微腺瘤切除术治愈率达 80% 以上。肾上腺皮质腺癌如争取在远处转移前将肿瘤切除可缓解，异位 ACTH 综合征如早期手术切除异位分泌 ACTH 的肿瘤可达很好的效果。

本章小结

库欣综合征是肾上腺皮质长期分泌过量的皮质醇所致病症的总称，主要表现为满月脸、多血质外貌、向心性肥胖、痤疮、紫纹、高血压、继发性糖尿病和骨质疏松等。垂体微腺瘤引起的皮质醇增多症称库欣病，是皮质醇增多症的最常见类型，可经蝶窦切除垂体微腺瘤达到治疗目的。

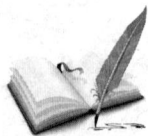

目标检测

一、选择题

1. 库欣综合征患者体内显著增多的是以下哪一种激素

    A. 甲状腺激素　　　　　　　　B. 糖皮质激素

    C. 性激素　　　　　　　　　　D. 生长激素

    E. 黄体生成素

2. 肾上腺皮质激素属于

    A. 氨基酸类激素　　　　　　　B. 肽类激素

    C. 类固醇激素　　　　　　　　D. 蛋白质激素

    E. 胺类激素

3. ACTH 是由（　　）分泌的

    A. 下丘脑　　　　　　　　　　B. 垂体

    C. 肾上腺　　　　　　　　　　D. 甲状腺

    E. 性腺

4. ACTH 是指

    A. 促肾上腺皮质激素释放激素　　B. 促肾上腺皮质激素

    C. 促甲状腺激素释放激素　　　　D. 促甲状腺激素

    E. 促性腺激素释放激素

5. 患者，女，35 岁。1 年来体重进行性增加，呈向心性肥胖，血皮质醇增高，垂体磁共振显像有微腺瘤，下列为首选治疗方法的是

    A. 垂体放射治疗　　　　　　　B. 经蝶窦切除垂体微腺瘤

    C. 肾上腺切除　　　　　　　　D. 影响神经递质药物治疗

    E. 肾上腺皮质激素合成阻滞药物治疗

二、思考题

库欣综合征的诊断依据及首选治疗是什么？

（董　靖）

扫码"练一练"

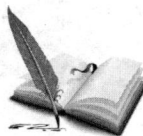

第十一章　原发性醛固酮增多症

学习目标

1. **掌握**　原发性醛固酮增多症的临床表现及诊断。
2. **熟悉**　原发性醛固酮增多症的治疗原则。
3. **了解**　原发性醛固酮增多症的病因、病理生理。
4. 学会规范应用常用诊疗技术对原发性醛固酮增多症进行诊治。
5. 具有能够自行分析病例的临床思维能力。
6. 具有尊重原醛症患者、保护患者隐私和预防医疗事故发生的意识。

案例导入

患者，女，36 岁。6 年前无明显诱因出现头痛，自测血压 140/90 mmHg，未予重视，未监测血压。5 年前因"呼吸道感染、乏力"到当地医院就诊，发现血钾降低（数值不详），予对症治疗，症状缓解；逐渐出现口干，饮水量 2~2.5 L/d，排尿 2~3 L/d。3 年前到本院就医，测血压 150/90 mmHg，血钾 2.3 mmol/L，24 小时尿钾 62.37 mmol/L。肾上腺 CT 平扫"①左肾上腺囊肿；②双肾髓质区钙化，右肾囊肿"，诊断不详，给予静脉补钾治疗，低血钾不易纠正。病程中间断服用"珍菊降压片 1 片 2 次/日"，血压波动在 130~140/80~90 mmHg；多于劳累后出现脸麻、手麻、双下肢无力，自行服用"氯化钾缓释片 3~4 片，1.5~2 g/次，2 次/日"，症状可缓解，未监测血钾。患者入院时精神状态一般，体力下降，食欲、睡眠可，体重无明显变化，大便正常，夜尿 3 次/晚。

问题：

1. 可能的诊断是什么？
2. 为明确诊断，还需作哪些检查？
3. 治疗原则是什么？

醛固酮是肾上腺皮质球状带分泌的最重要的盐皮质激素，在维持机体钾平衡中起着十分重要的作用。醛固酮分泌增多导致钠潴留和钾丢失，称为醛固酮增多症，分为继发性和原发性两类。原发性醛固酮增多症（primary hyperaldosteronism，PHA）简称原醛症，是由于肾上腺皮质分泌过多的醛固酮所致，以体内醛固酮分泌增多和肾素分泌受抑制为主要特征。1954 年由 Conn 多次报道，故又称 Conn 综合征，以高血压、低血钾为主要临床表现。此病发病年龄高峰为 30~50 岁，女性多于男性，近年来发现本病约占高血压患者的 10% 以上。

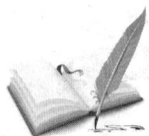

一、病因与病理生理

（一）肾素－血管紧张素－醛固酮系统

醛固酮的分泌受肾素－血管紧张素－醛固酮系统的调节（详见上篇第二章第四节）。

1. 肾素　肾脏灌注压下降或肾小管钠浓度降低（如肾动脉硬化、出血和脱水）促使肾素的释放。肾素的释放受升高的肾脏灌注压（如高血压）和高钠饮食抑制。肾素的释放也受血钾的影响，低血钾促进其释放，高血钾抑制其释放。

2. 血管紧张素　血管紧张素Ⅱ和血管紧张素Ⅲ均有缩血管和刺激醛固酮分泌的作用，但血管紧张素Ⅱ的缩血管作用更强，血管紧张素Ⅲ主要刺激醛固酮的分泌。

3. 醛固酮　醛固酮由肾上腺皮质腺球状带分泌，主要受血管紧张素Ⅲ、血管紧张素Ⅱ、钾和ACTH的控制和影响，其主要功能为调节细胞外液容量和钾平衡。过量的醛固酮可引起血浆和细胞外液增多以及外周血管阻力增加，导致高血压。

（二）病因

1. 特发性醛固酮增多症（IHA）　简称特醛症约占原醛症的60%，为肾上腺皮质球状带增生，有时伴结节。IHA的生化异常较肾上腺皮质腺瘤轻。确切病因尚不清楚，认为与垂体产生的醛固酮刺激因子有关。

2. 肾上腺皮质腺瘤（APA）　占原醛症的40%～50%，多为单侧腺瘤，左侧略多于右侧，直径多在2 cm以下。

3. 原发性单侧肾上腺皮质增生（UNAH）　病因未明，病理多单侧或以一侧肾上腺结节性增生为主，其临床表现和生化改变与APA相仿。

4. 肾上腺皮质癌　单一产生醛固酮的恶性肿瘤，在原醛症中的概率<1%，临床表现和化验检查异常较腺瘤明显，可合并皮质醇增多或雄激素、雌激素增多。

5. 糖皮质激素可抑制性醛固酮增多症（GSHA）　也称家族性高醛固酮血症Ⅰ型（FH－Ⅰ），多见于青年男性，呈家族性染色体显性遗传。此类患者每日口服地塞米松1～2 mg，两三周后血压下降，低钾改善，血浆肾素活性上升。

6. 家族性原醛症－Ⅱ型（FH－Ⅱ）　与FH－Ⅰ的区别在于其不是糖皮质激素可治疗性的，其肾上腺皮质病理改变可分为腺瘤、增生或癌。

7. 异位醛固酮分泌性腺瘤或腺癌　极罕见，为发生于肾或卵巢的恶性肿瘤。

二、临床表现

（一）高血压

为原醛症患者最主要和最早出现的症状。多为缓慢发展的良性高血压，血压中等程度增高，少数患者可呈现急进性高血压。对常用的降压药疗效不佳为其特点之一。持续、长期的高血压可致心、脑、肾等靶器官损害。

（二）酸碱电解质失衡

1. 低血钾、高尿钾　低钾血症是原醛症患者最常见的电解质紊乱，但并非原醛症诊断的必要条件，9%～37%患者存在低钾血症。增高的醛固酮作用于肾远曲小管和集合管，促使排钾增

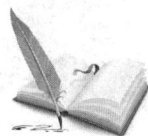

多。随病情进展，表现为低钾血症，患者可出现一系列因缺钾而引起的神经、肌肉、心脏及肾功能异常。患者自觉四肢无力，尤以下肢明显，可进展为周期性麻痹，严重者出现呼吸与吞咽困难。心电图可表现为：①低血钾性心电图表现为 Q - T 间期延长，T 波增宽、降低或倒置，U 波出现。②心律失常者常见期前收缩或阵发性室上性心动过速，严重者可致心室颤动。血钾 <3.5 mmol/L 时尿钾仍在 25 mmol/24h 以上，血钾 <3.0 mmol/L 时，尿钾仍在 20 mmol/24h 以上。长期缺钾可引起肾小管上皮细胞空泡样变性，以致肾浓缩功能不良，患者出现多尿、夜尿增多，伴烦渴、尿比重降低。

📖 知识链接

周期性麻痹

周期性麻痹也称为周期性瘫痪，是指一组以反复发作性的骨骼肌弛缓性瘫痪为主要表现的疾病。发作时大多伴有血清钾离子浓度水平的异常改变，根据血清钾浓度的变化分为低钾型、正常血钾型和高钾型三种。临床上以低钾型周期性麻痹占绝大多数，正常血钾型和高钾型周期性麻痹少见。

2. 高血钠　增多的醛固酮使肾小管钠潴留作用增强，因此患者血钠一般在正常高值或略高于正常上限。潴钠到一定程度后，肾组织间隙液压力增加，使近端肾小管吸收钠减少，出现钠"脱逸"现象，不再继续潴钠，因而一般不发生水肿。

3. 碱血症　肾小管潴钠排钾的同时，肾排泌氢离子增加，呈现碱血症，血 pH 和 CO_2 结合力为正常高值或略高于正常上限。细胞外液碱中毒时，游离钙减少，可出现手足搐搦，醛固酮还可促进镁的排出，使血镁减低，更易引起手足搐搦和肌痉挛。手足搐搦的发生和血钾浓度有关，在低钾明显时，神经肌肉应激性降低，手足搐搦可不出现，补钾后手足搐搦反而出现，此时应同时补钙或补镁。

三、诊断与鉴别诊断

（一）筛查试验

详见上篇第三章第三节。

（二）确诊试验

详见上篇第三章第三节。

（三）定位及分型诊断

1. 肾上 CT 扫描　高分辨 CT 可显示直径 >0.5 cm 的腺瘤，IHA 扫描时可表现为正常或双侧肾上腺弥漫性增大或结节状增生。醛固酮瘤患者 CT 检查常表现为圆形低密度影，直径多小于 2 cm。肾上腺皮质癌 CT 多表现为密度不均质占位，直径多大于 4 cm。磁共振显像（MRI）不优于 CT。

2. 双侧肾上腺静脉取血（AVS）　可用于鉴别过度分泌的醛固酮来自单侧还是双侧，为目前国外指南推荐的首选分型方法。常结合 CT 应用。如一侧肾上腺静脉醛固酮/皮质醇比值大于对侧 2 倍以上有意义，证明醛固酮为单侧肾上腺来源，考虑为醛固酮瘤。若

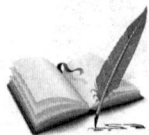

双侧均高，两侧相差小于 1.5 倍，考虑醛固酮为双侧肾上腺来源。该检查的敏感性 95%，特异性 100%。

3. 卧立位试验　正常人血浆醛固酮受体位及 ACTH 昼夜节律调节，立位（4 小时）可刺激肾素 – 血管紧张素 – 醛固酮系统，使血管紧张素 Ⅱ 增加，醛固酮水平明显升高。原醛症患者卧位时 PRA 受抑制，醛固酮升高，立位时醛固酮瘤者醛固酮水平大多无明显升高甚至反而下降，而特醛症者醛固酮水平上升明显，并超过正常人。

4. 地塞米松抑制醛固酮试验　原醛症者如发病年龄小，有高血压、低血钾家族史，体位试验中立位醛固酮无升高或反常性下降，肾上腺 CT、MRI 阴性考虑 GSHA，可行该试验。方法是：每日口服地塞米松 2 mg，共 3～4 周，GSHA 者血醛固酮在服药后可被抑制 80% 以上。特醛症和 APA 患者服药后不受抑制或可呈一过性抑制（2 周后复又升高）。

（四）鉴别诊断

1. 先天性肾上腺皮质增生（11β，17α – 羟化酶缺乏等）　临床上由于酶缺陷，肾上腺皮质激素合成途径受阻，导致大量具有盐皮质激素效应的中间代谢产物增加，引起高血压、低血钾等。两种酶系缺陷均有双侧肾上腺增生。该类患者常有男性性早熟、女性假两性畸形或性不发育、ACTH 升高等特征性表现，易与原醛症鉴别。

2. Liddle 综合征　又称假性醛固酮增多症，为常染色体显性遗传性疾病。有家族聚集发病现象。肾单位远端上皮细胞钠通道处于异常激活状态，钠重吸收过多、容量扩张，血压升高。远端小管 $Na^+ – K^+$ 交换增加，K^+ 排出过多，H^+ 进入细胞内，造成低钾血症、代谢性碱中毒。低钾与低镁常同时存在。容量扩张抑制肾小球旁器合成和释放肾素，血浆肾素水平降低、低钾血症使醛固酮分泌减少。肾单位远端上皮细胞钠通道对阿米洛利敏感。阿米洛利可以特异性阻断肾单位远端上皮细胞钠通道，使 Na^+ 的重吸收减少，过高血容量和血压下降，低钾血症得以纠正。

3. 伴高血压、低血钾的继发性醛固酮增多症　继发性肾素增高导致继发性醛固酮增多，如恶性高血压、肾动脉狭窄、一侧肾萎缩、结缔组织病、分泌肾素的肿瘤等。继发性醛固酮增多症者血浆肾素均升高，易与原醛症鉴别。

四、治疗

APA 及 PAH 患者应行腹腔镜手术摘除单侧肾上腺瘤或增生的肾上腺，治愈率达 70%～90%。术前准备包括补钾，应用螺内酯控制血压，纠正电解质紊乱和酸碱平衡。术后血钾多在 1 周恢复。大多数患者的血压可以恢复正常；如血压仍轻度升高，可加用螺内酯及其他降压药控制；血压改善不理想者，可能与长期高血压致肾损害以及动脉硬化有关。术前及术后一周，可加用氢化可的松 100～200 mg/d，一周后逐渐停药。

IHA 可选用螺内酯治疗，螺内酯为醛固酮拮抗剂，可与肾小管细胞质以及核内受体结合。用法：120～240 mg/d，服药后血钾多于 1～2 周、血压 4～8 周内恢复正常。螺内酯在降低原醛症患者血压的同时，还能改善由于高醛固酮血症对心肌和血管的毒性，降低心力衰竭和心肌梗死发生率，此作用独立于降压作用之外。螺内酯治疗有一定的不良反应，主要是由于对黄体酮和雄激素受体的部分拮抗作用，临床上可表现为男性乳房发育、阳痿、性欲减退，女性月经紊乱，部分患者难以长期坚持使用。近年来国外应用高选择性的醛固

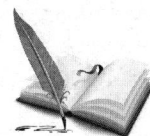

酮受体拮抗剂依普利酮治疗，剂量为 25 ~ 50 mg，每日 2 次，避免了上述不良反应。其他药物如阿米洛利或氨苯蝶啶、钙离子阻断剂、ACEI 及 ARB 等，可用于原醛症患者血压的控制，但无明显拮抗高醛固酮的作用。

生理剂量的糖皮质激素可使 GSHA 患者血压、血钾恢复正常。对于儿童患者，治疗过程中要考虑到糖皮质激素对其生长发育的影响，应选择短效制剂，采用最低有效剂量［如氢化可的松 10 ~ 12 mg／（m² · d）］。也可使用盐皮质激素受体拮抗剂治疗 GSHA，疗效与糖皮质激素相当，并可避免糖皮质激素导致下丘脑 – 腺垂体 – 肾上腺轴的抑制和医源性副作用。

肾上腺醛固酮癌发现时多已有转移，失去手术时机，可行化疗，用米托坦、氨鲁米特、顺铂等治疗。

本章小结

原发性醛固酮增多症是由于肾上腺皮质分泌过多的醛固酮所致，以体内醛固酮分泌增多和肾素分泌受抑制为主要特征。临床以高血压、低血钾为主要表现。其诊断包括筛查试验、确诊试验和定位及分型诊断。以手术为主的综合治疗是目前主要的治疗手段。

目标检测

一、选择题

1. 原发性醛固酮增多症患者出现肌无力的原因是
   A. 持续性高血压
   B. 血钠潴留过多
   C. 持久尿量过多
   D. 尿钾排出增多
   E. 血钾浓度降低

2. 患者，男，32 岁。发现血压高 1 年，最高达到 170/100 mmHg，自服硝苯地平片治疗。近半年来出现头晕，发作性全身乏力，手足发麻，口渴，夜尿增多。查体：尿糖（－），尿蛋白（±），尿比重 1.010，血钾 3.01 mmol/L。最可能的诊断是
   A. 原发性高血压
   B. 原发性醛固酮增多症
   C. 肾血管性高血压
   D. 肾实质性高血压
   E. 嗜铬细胞瘤

3. 下列关于原发性醛固酮增多症的说法中，下列正确的是
   A. 高血压、低血钾、肾素活性升高、皮质醇水平正常
   B. 高血压、低血钾、肾素活性下降、皮质醇水平正常
   C. 高血压、低血钾、肾素活性下降、皮质醇水平升高
   D. 高血压、低血钾、肾素活性下降、皮质醇水平降低
   E. 高血压、高血钾、肾素活性下降、皮质醇水平正常

4. 原发性醛固酮增多症最常见的类型是
   A. 醛固酮瘤
   B. 特醛症

扫码"练一练"

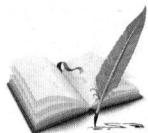

C. 原发性肾上腺皮质增生　　　D. 醛固酮癌

E. 肾素反应性腺瘤

5. 患者，女，28 岁。发现血压升高 3 年，下肢无力 1 年。无高血压家族史。查体：BP 160/100 mmHg，无向心性肥胖，无满月脸和水牛背，未见紫纹，双下肢无水肿。实验室检查：尿比重 1.005，尿 pH 7.0，余正常。血钠 149 mmol/L，血钾 3.1 mmol/L，肝肾功能正常。该患者最可能的诊断是

A. 库欣综合征　　　　　　　　B. 嗜铬细胞瘤

C. 1 型糖尿病　　　　　　　　D. 原发性醛固酮增多症

E. 慢性肾小球肾炎

二、思考题

简述原发性醛固酮增多症的临床表现及治疗。

（郭　兵）

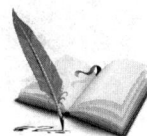

第十二章　糖尿病

学习目标

1. **掌握**　糖尿病的临床表现、并发症、诊断标准、治疗原则。

2. **熟悉**　糖尿病的鉴别诊断，各类口服降糖药和胰岛素的作用机制、用药剂量及不良反应，糖尿病酮症酸中毒和高渗高血糖综合征的诊断和处理原则。

3. **了解**　糖尿病的病因、发病机制、分类及长期良好控制该病的重要意义。

4. 能诊断糖尿病并针对不同的患者提出治疗方案，能诊断和处理糖尿病酮症酸中毒和高渗高血糖高渗综合征，针对患者及该病高危人群进行健康教育。

5. 具有尊重糖尿病患者、保护患者隐私和预防医疗事故发生的意识。

案例导入

患者，男，54 岁。多尿、多饮、体重减轻 2 年。

2 年前患者无明显诱因出现多尿（尿量 3000 ~ 3500 ml/24h），多饮（饮水 4500 ~ 5000 ml/24h），无心悸、怕热、多汗等症状。发病以来，精神、饮食、睡眠可，体重减轻 4 kg。既往无特殊病史。

查体：T 36.4℃，P 78 次/分，R 16 次/分，BP 120/80 mmHg，身高 160 cm，体重 78 kg。神清，精神可，体型偏胖，甲状腺无肿大，未闻及血管杂音，心肺及腹部检查未见异常，双下肢无水肿。

实验室检查：空腹血糖 9.1 mmol/L，餐后 2 小时血糖 13.8 mmol/L。

问题：

1. 目前诊断和诊断依据是什么？

2. 治疗原则是什么？

第一节　糖尿病

糖尿病（diabetes mellitus，DM）是一组由多病因引起的以慢性高血糖为特征的代谢性疾病。其基本的病理生理为胰岛素分泌绝对或相对不足和（或）作用缺陷，从而导致糖、蛋白质、脂肪、水及电解质等一系列代谢紊乱，长期发展可引起多系统损伤，导致眼、肾、神经、心脏、血管等组织器官慢性进行性病变、功能减退及衰竭，从而致残或致死。病情严重时也可并发急性并发症如糖尿病酮症酸中毒、高渗高血糖综合征等。

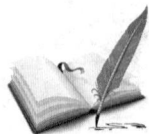

世界糖尿病日

　　糖尿病是严重威胁人类健康的世界性公共卫生问题。近30年来，我国糖尿病呈快速增长趋势，现成年糖尿病患病率为9.7%，而糖尿病前期比例更高达15.5%。更为严重的是，我国有60%的糖尿病未被诊断，已经接受治疗的糖尿病控制情况也很不理想。估计我现有糖尿病患者超过9000万人。基于国际糖尿病流行趋势，2006年底联合国决定将每年的11月14日确定为世界糖尿病日，目的是让各个成员国政府积极应对糖尿病。

一、糖尿病分型

目前国际上通用WHO糖尿病专家委员会提出的分型标准（表12-1）。

表12-1　糖尿病的病因学分型（1999年）

糖尿病的病因学分型
（一）1型糖尿病（T1DM）
1. 免疫介导性（1A）　急性型及缓发型
2. 特发性（1B）　无自身免疫证据
（二）2型糖尿病（T2DM）
（三）其他特殊类型糖尿病
1. 胰岛β细胞功能的基因缺陷　①青年人中的成年发病型糖尿病（MODY）；②线粒体基因突变糖尿病；③其他
2. 胰岛素作用的基因缺陷　①A型胰岛素抵抗；②妖精貌综合征；③Rabson-Mensderhall综合征；④脂肪萎缩型糖尿病及其他
3. 胰腺外分泌疾病　①胰腺炎；②创伤/胰腺切除术；③胰腺肿瘤；④胰腺囊性纤维化病；⑤血色病；⑥纤维钙化性胰腺病及其他
4. 内分泌疾病　①肢端肥大症；②库欣综合征；③胰高血糖素瘤；④嗜铬细胞瘤；⑤甲状腺功能亢进症；⑥生长抑素瘤；⑦醛固酮瘤及其他
5. 药物或化学品所致的糖尿病　①acor（N-3吡啶甲基N-P硝基苯尿素）；②喷他脒质激素；③甲状腺激素；④二氮嗪；⑤β-肾上腺素能激动剂；⑥噻嗪类利尿剂；⑦苯妥英钠；⑧α-干扰素及其他
6. 感染　①先天性风疹；②巨细胞病毒感染及其他
7. 不常见的免疫介导性糖尿病　①僵人（stiff-man）综合征；②抗胰岛素受体抗体及其他
8. 其他与糖尿病相关的遗传综合征　①Down综合征；②Klinefelter综合征；③Turner综合征；④Wolfram综合征；⑤Friedreich共济失调；⑥Huntington舞蹈病；⑦Laurence-Moon-Beidel综合征；⑧强直性肌营养不良；⑨卟啉病；⑩Prader-Willi综合征及其他
（四）妊娠糖尿病（gestational diabetes mellitus，GDM）

二、病因和发病机制

糖尿病因和发病机制至今仍未完全阐明。

（一）1型糖尿病

由于胰岛β细胞破坏，导致胰岛素绝对缺乏。其中绝大多数患者与自身免疫有关，称免疫介导性糖尿病，可能由病毒感染促发，称免疫介导性糖尿病，包括急进型（儿童青少年发病）和缓发型（成年人发病，又称晚发性成人自身免疫性糖尿病，LADA）。仅很少一部分1型糖尿病患者无自身免疫反应的证据，称特发性糖尿病。

1. 遗传因素　在同卵双生子中1型糖尿病同病率达30%~40%，提示遗传与其发病有密切关系。现已知位于6号染色体短臂的HLA基因为主效基因。

2. 自身免疫性　免疫介导性糖尿病是由于在胰岛β细胞发生了细胞介导的自身免疫性损伤

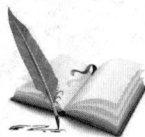

而引起，患者体内的免疫损伤性抗体有胰岛细胞抗体（ICA）、胰岛素自身抗体（IAA）、谷氨酸脱羧酶抗体（GADA）、络氨酸磷酸酶自身抗体（IA - 2A 及 IA - 2β）、锌转运体 8 抗体（ZnT8A）等。胰岛细胞自身抗体检测可协助糖尿病的分型及指导治疗。

3. 病毒感染 已知与 1 型糖尿病发病有关的病毒有柯萨奇病毒、腮腺炎病毒、风疹病毒、巨细胞病毒等。病毒可直接损伤胰岛 β 细胞，或损伤胰岛 β 细胞而暴露其抗原成分并启动自身免疫反应进而破坏胰岛 β 细胞。

（二）2 型糖尿病

T2DM 占所有糖尿病患者的 90% ~ 95%，发病除有较强的遗传易感性外，与环境因素密切相关。

1. 遗传因素 2 型糖尿病在不同种族中患病率差别很大，有明显的家族史。

2. 环境因素 包括肥胖、摄食过多、体力劳动强度减低、生活方式改变、年龄增长、子宫内环境及应激、化学毒物等，均可使易感人群的糖尿病患病率显著增加。

3. 胰岛素抵抗和 β 细胞功能缺陷 胰岛素抵抗和 β 细胞功能缺陷导致的不同程度的胰岛素缺乏是 T2DM 的两个主要发病环节。

（1）胰岛素抵抗 指胰岛素作用的器官（主要是肝脏、肌肉和脂肪组织）对胰岛素作用的敏感性降低，是 T2DM 的特性。胰岛素抵抗和胰岛素相对缺乏使肝脏葡萄糖产生增加和周围组织对葡萄糖利用减少，血糖升高，进而使胰岛 β 细胞代偿性增加胰岛素分泌，但仍不能使血糖恢复正常水平，导致高血糖，而高血糖又加重胰岛素抵抗和胰岛素分泌不足，使高血糖持久存在。

（2）β 细胞功能缺陷 β 细胞功能缺陷，导致胰岛素分泌减少，是糖尿病发病机制中最重要的继发性因素。在糖尿病发生发展过程中所发生的高血糖和脂质代谢紊乱，进一步加重胰岛素抵抗和降低胰岛 β 细胞功能，从糖耐量正常到到糖耐量减退（IGT）到 T2DM 的进程中，胰岛 β 细胞功能进行性减退。因此，β 细胞功能缺陷在 T2DM 的发病中起关键作用。

4. 胰岛 α 细胞功能缺陷和胰高血糖素样肽 -1（GLP -1）分泌缺陷 胰岛 α 细胞功能缺陷和 GLP -1 分泌缺陷在 T2DM 发病中起重要作用。正常情况下，进餐后血糖升高刺激早期时相的胰岛素分泌和 GLP -1 的分泌，抑制 α 细胞分泌胰高血糖素，从而减少肝糖输出，防止餐后高血糖。T2DM 患者由于胰岛素 β 细胞明显减少，α/β 细胞比值增加。另外 α 细胞对葡萄糖敏感性降低，从而导致胰高血糖素水平升高，肝糖输出增加。GLP -1 由肠道 L 细胞产生，主要作用是刺激 β 细胞合成和分泌胰岛素，抑制胰高血糖素的分泌。已证实，T2DM 患者 GLP -1 的水平低于正常，提高 T2DM 患者 GLP -1 水平后，可恢复 α 细胞对葡萄糖的敏感性。

总的来说，T2DM 的发生、发展可分为 4 个阶段。第 1 阶段，遗传易感性；第 2 阶段，胰岛素抵抗（或）高胰岛素血症；第 3 阶段，糖耐量减低（IGT）；第 4 阶段，临床糖尿病，每年有 1% ~ 5% 的 IGT 发展成 T2DM。

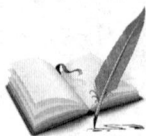

胰淀素与 β 细胞功能衰竭

　　胰淀素是与胰岛素由同一 β 细胞分泌和产生。在生理量葡萄糖的刺激下两者按照 1:100 的比例相伴释放到胰岛 β 细胞外。但在高糖刺激下胰淀素的分泌远远超过胰岛素。高浓度的胰淀素一方面可抑制胰岛素的分泌，另一方面胰淀素在一定的条件下可自我聚集，沉积在胰岛中，破坏胰岛组织，损伤 β 细胞，以致 β 细胞功能衰竭。胰淀素在 β 细胞功能衰竭的发展并最终导致 T2DM 的发生中具有重要作用。

（三）β 细胞功能遗传缺陷引起的糖尿病

　　是一种单基因遗传性疾病，由于某些基因的突变而使胰岛 β 细胞分泌功能缺陷、胰岛素分泌减少而导致的糖尿病，主要包括 MODY 和线粒体糖尿病。

（四）妊娠糖尿病（GDM）

　　指妊娠期间发生的不同程度的糖代谢异常。GDM 妇女分娩后血糖可恢复正常，但有若干年后发生 T2DM 的高度危险性，故 GDM 患者应在产后 6 ~ 12 周筛查糖尿病，并长期随访。妊娠前已知患有糖尿病者，称为"糖尿病合并妊娠"。

三、病理

　　约 70% 糖尿病患者存在全身小血管和微血管出现病变，其基本病变是 PAS（过碘酸希夫染色）阳性物质沉着于内皮下而引起毛细血管基底膜增厚，此病变具有较高特异性，称为糖尿病性微血管病变。常见于视网膜、肾、肌肉、神经、皮肤等组织。糖尿病性大血管病变，是动脉粥样硬化和继发于高血压的中、小动脉硬化。此种病变亦可见于非糖尿病患者，故缺乏特异性。

　　糖尿病性神经病变多见于病程长和血糖控制不良的患者，周围神经纤维呈轴突变性，继以节段性或弥漫性脱髓鞘改变，神经营养血管亦可出现微血管病变。病变有时累及神经根、椎旁交感神经节和脑神经，脊髓和脑实质病变罕见。

四、病理生理

　　糖尿病代谢紊乱主要由于胰岛素绝对或相对不足或（和）伴胰岛素抵抗引起。

（一）糖代谢紊乱

　　由于胰岛素不足或抵抗，葡萄糖不易进入细胞；同时由于葡萄糖激酶活性降低，葡萄糖在细胞内磷酸化减少；磷酸果糖激酶和丙酮酸激酶合成减少，糖酵解减弱；磷酸戊糖通路减弱；三羧酸循环减弱，能量的供给明显减少；糖原合成减少、分解增多。总之，葡萄糖在肝、肌肉和脂肪组织的利用减少，肝糖输出增多，发生高血糖。

（二）脂肪代谢紊乱

　　由于胰岛素不足或抵抗，脂肪组织摄取葡萄糖及从血浆移除甘油三酯减少，脂肪合成减少；脂蛋白脂酶活性低下，血游离脂肪酸和甘油三酯浓度升高。在胰岛素极度缺乏时，

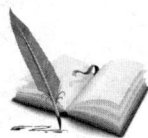

激素敏感性脂酶活性增强，储存脂肪分解加速，分解为乙酰乙酸、丙酮和 β－羟丁酸（三者统称为酮体），当酮体生成超过组织利用和排泄的能力时，大量酮体堆积形成酮症或进一步发展为酮症酸中毒。

（三）蛋白质代谢紊乱

肝、肌肉等组织摄取氨基酸减少，蛋白质合成减弱，分解代谢加速，呈负氮平衡，肌肉摄取氨基酸合成蛋白质能力减弱，导致患者消瘦、乏力、组织修复能力和抵抗力降低，儿童生长发育迟缓。

五、临床表现

由于胰岛素绝对或相对不足和（或）胰岛素抵抗，摄入的葡萄糖不能被机体充分利用，出现以高血糖为主的一系列代谢紊乱。典型临床表现为多尿、多饮、多食、体重下降，称为"三多一少"症状。"三多一少"症状在 1 型糖尿病初发时较为明显，而相当一部分 T2DM 患者并无明显"三多一少"症状，常于出现各种并发症时才确诊；另有一部分患者仅于健康检查时发现高血糖。

（一）代谢紊乱症状

1. 多尿　因血糖过高，通过肾小球滤出后未能完全被肾小管再吸收，导致尿渗透压增加，从而产生渗透性利尿。当酮症酸中毒时，钾、钠离子回吸收困难，多尿更严重。

2. 多饮　由于多尿，水分丢失过多，发生细胞内脱水，刺激口渴中枢，患者口渴思饮，饮水量明显增加。

3. 多食　由于胰岛素相对或绝对不足，肝糖原和肌糖原储存减少，细胞摄取和利用葡萄糖不足，大部分葡萄糖随尿排出，体内缺乏能量，患者常感饥饿、多食。

4. 乏力　由于血糖不能完全氧化，人体不能正常利用葡萄糖和有效地释放出能量，同时组织失水、电解质失调，因而感到全身乏力，精神萎靡。

5. 消瘦　机体不能充分利用葡萄糖，使脂肪和蛋白质分解增加，消耗过多，呈负氮平衡，机体逐渐消瘦，体重减轻。

（二）急性并发症

有酮症酸中毒、高渗高血糖综合征、乳酸性酸中毒，详见后述。

（三）慢性并发症

1. 糖尿病性血管病变

（1）大血管病变　动脉粥样硬化的易患因素如肥胖、高血压、血脂异常等在糖尿病（主要是 T2DM）人群中的发生率均明显增高，发病更早。动脉粥样硬化主要侵犯主动脉、冠状动脉、脑动脉、肾动脉和肢体动脉等，引起冠心病、缺血性或出血性脑血管病、肾动脉硬化、肢体动脉硬化等。

（2）微血管病变　是糖尿病特异性并发症，其典型改变是微血管基底膜增厚和微循环障碍。可累及全身各组织器官，主要表现在视网膜、肾、神经和心肌等。常见的有：糖尿病性肾病，表现有肾小球硬化等，是 1 型糖尿病的主要死因；糖尿病视网膜病变，病程超过 10 年常发生，是导致失明的主要原因；糖尿病心肌病变等。

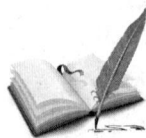

2. 糖尿病性心脏病　包括在广泛的糖及脂肪等代谢紊乱基础上所发生的大血管病变、微血管病变及心脏自主神经病变所引起的心脏病变。在后期可发生心肌损害、心律失常、心脏扩大及心功能不全等，预后较差。

3. 眼部病变　除糖尿病视网膜病变外，还可见白内障、青光眼、屈光改变及虹膜睫状体病变等。

4. 神经病变　可累及神经系统任何一部分。包括中枢神经系统并发症、多发性周围神经病变等。

5. 糖尿病足　指与下肢远端神经病变和周围血管病变导致的足部溃疡、感染和深层组织破坏。轻者表现为足部畸形、皮肤干燥和发凉、胼胝；重者可出现足部溃疡、坏疽。是糖尿病最严重和治疗费用最多的慢性并发症之一，也是糖尿病非外伤性截肢的最主要原因。

> **考点提示**
>
> 糖尿病的急慢性并发症。

6. 皮肤、肌肉、关节病变　包括皮肤小血管扩张、皮下出血和瘀斑、皮肤发绀或缺血性溃疡、皮肤水疱病、黄色瘤、糖尿病性肌萎缩和神经性营养不良性关节炎（亦称 Charcot 关节）等。

7. 感染　包括皮肤、呼吸系统、泌尿生殖系统、消化系统等的感染。

六、实验室及其他检查

详见上篇第三章第四节。

1. 尿糖测定　尿糖阳性是诊断糖尿病的线索。当并发肾脏病变时，肾糖阈值升高，尿糖可呈阴性；妊娠时肾糖阈值降低，尿糖可呈阳性，故尿糖不能作为诊断糖尿病的依据。

2. 血浆葡萄糖（血糖）测定　血糖测定是诊断糖尿病和判断血糖控制情况的主要指标，便携式血糖仪采毛细血管血进行测定，可指导药物剂量的调整。

3. 口服葡萄糖耐量试验（OGTT）　当血糖高于正常范围而又未达到糖尿病诊断值需进行 OGTT。

4. 糖化血红蛋白　血糖控制不良者 HbA1c 升高，且与血糖控制不良的程度呈正相关。HbA1c 可以补充空腹血糖的不足，成为监控糖尿病病情的指标之一。

> **知识链接**
>
> ### 糖化血浆蛋白测定
>
> 血浆白蛋白与葡萄糖发生非酶催化的糖基化反应形成果糖胺（FA），即糖化血浆蛋白。其正常值为 $1.7 \sim 2.8$ mmol/L，由于白蛋白在血中浓度稳定，其半衰期为 19 天，故 FA 测定可反映糖尿病患者近 $2 \sim 3$ 周内总的血糖水平，为糖尿病患者近期病情检测的指标。

5. 血浆胰岛素和 C 肽测定　胰岛素和 C 肽以等分子数从胰岛 β 细胞中生成和释放，故可用于胰岛 β 细胞功能的评价。

6. 自身免疫标记物测定　1 型糖尿病患者 ICA、GADA、IAA、IA－2A、ZnT8A 常呈

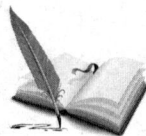

阳性。

7. 并发症检查 急性严重代谢紊乱时的酮体、电解质、酸碱平衡检查，心、肝、肾、脑、眼、口腔以及神经系统的各项辅助检查等。

七、诊断与鉴别诊断

（一）诊断标准

我国目前采用国际上通用的 WHO 糖尿病专家委员会（1999 年）提出的诊断和分类标准（表 12 – 2、12 – 3），要点如下。

表 12 – 2　糖尿病诊断标准（WHO 糖尿病专家委员会报告，1999 年）

诊断标准	静脉血浆葡萄糖水平（mmol/L）
糖尿病症状加随机血糖	>11.1
空腹血糖（FPG）	≥7.0
OGTT 2 小时血糖	≥11.1

表 12 – 3　糖代谢状态分类

糖代谢分类	空腹血糖（FPG）*	糖负荷后 2 小时血糖（2hPG）*
正常血糖（NGR）	<6.1	<7.8
空腹血糖受损（IFG）	6.1 ~ <7.0	<7.8
糖耐量减低（IGT）	<7.0	7.8 ~ <11.1
糖尿病（DM）	≥7.0	≥11.1

注：*指静脉血浆葡萄糖水平。

1. 糖尿病诊断主要以空腹（FPG）、随机血糖或 OGTT 中 2 小时血糖值（2hPG）为依据 空腹指至少 8 小时内无任何热量摄入；任意时间指一日内任何时间，无论上一次进餐时间及食物摄入量。糖尿病症状指多尿、烦渴、多饮和难于解释的体重减轻。

2. 暂不能诊断糖尿病的处理 对于无糖尿病症状、仅一次血糖值达到糖尿病诊断标准者，必须在另一天复查核实而确定诊断；如复查结果未达到糖尿病诊断标准，应定期复查。在应激时，不能据此时血糖诊断糖尿病，必须在应激消除后复查才能明确其糖代谢状况。

3. 儿童糖尿病诊断标准 与成人相同。

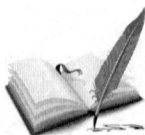

4. 关于应用 HbA1c 诊断糖尿病 HbA1c 能稳定和可靠地反映患者的预后，在美国已作为诊断糖尿病的依据（以 6.5% 为切点），但由于我国有关 HbA1c 诊断糖尿病切点的相关资料尚不足，且尚缺乏 HbA1c 检测方法的标准化，故目前在我国尚不推荐采用 HbA1c 诊断糖尿病。

考点提示

糖尿病诊断标准。

📖 知识链接

妊娠糖尿病

强调对具有高危因素的孕妇（GDM 个人史、肥胖、尿糖阳性或有糖尿病家族史者），孕期首次产前检查时，使用普通糖尿病诊断标准筛查孕前未诊断的 T2DM，如达到糖尿病诊断标准即可判断孕前就患有糖尿病。如初次检查结果正常，则在孕 24～28 周行 75 g OGTT，筛查有无 GDM。GDM 的诊断定义为达到或超过下列至少一项指标：FPG≥5.1 mmol/L，1 hPG≥10.0 mmol 和（或）2 hPG≥8.5 mmol/L。

（二）鉴别诊断

主要排除其他原因引起的尿糖阳性、血糖升高或糖耐量降低，包括内分泌疾病如皮质醇增多症、甲状腺功能亢进症等，胰腺疾病如胰腺炎、胰腺癌、胰腺切除术后，神经系统疾病如脑出血、脑肿瘤、脑外伤等。

八、治疗

糖尿病综合管理五个要点包括糖尿病教育、医学营养治疗、运动治疗、血糖监测和药物治疗。通过合理治疗，使患者的身体健康达到世界卫生组织所提出的"条件健康"标准。治疗目标是纠正体内高血糖及其他代谢紊乱，保持正常体重和体力，保证儿童及青少年正常生长发育及较强的体力活动，使患者可以参加工作和各种社会活动，预防和减少并发症发生、发展，延长寿命，降低死亡率。糖尿病的防治策略应全面治疗心血管危险因素，除控制高血糖外，还应降压、纠正脂代谢紊乱等，以达到治疗目标（表 12-4）。

表 12-4　糖尿病综合控制目标（2017 年中国 2 型糖尿病防治指南）

检测指标	目标值
血糖（mmol/L）	
空腹	4.4～7.0
非空腹	<10.0
HbA1c（%）	<7.0
HDL-C（mmol/L）	
男性	>1.0
女性	>1.3
TG（mmol/L）	<1.7
LDL-C（mmol/L）	
合并冠心病	<1.8
未合并冠心病	<2.6
体重指数（kg/m²）	<24
尿白蛋白/肌酐比值（mg/mmol）	
男性	<2.5（22mg/g）
女性	<3.5（31mg/g）
尿白蛋白排泄率	<20μg/min（30mg/24h）
主动有氧活动（分钟/周）	≥150

（一）健康教育

健康教育是糖尿病现代综合治疗的重要措施之一。主要包括让患者了解糖尿病的基础知识，

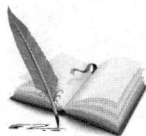

学会正确用便携式血糖和胰岛素注射技巧，掌握饮食治疗的具体措施和体育锻炼的具体内容。

（二）饮食治疗

饮食治疗是另一项重要的基础治疗措施，应长期和严格执行。包括以下几个方面。

1. 制定总热量　应用简易公式计算理想体重，理想体重(kg) = 身高（cm）− 105。然后根据工作性质，计算每日所需的总热量。成人休息状态下每理想体重所需热量为 25 ～ 30kcal、轻体力劳动或脑力劳动者 30 ～ 35kcal. 中度体力劳动者 35 ～ 40kcal、重体力劳动者 40kcal 上。儿童、妊娠及哺乳期妇女、营养不良及低体重者应酌情增加，而肥胖者应酌情减少。

2. 热量中各种营养成分的分配

（1）碳水化合物　占总热量的 50% ～ 60%，提倡用粗制米、面和一定量的杂粮，禁忌食用葡萄糖、蔗糖、蜜糖及其制品（如糖果或甜点等）。

（2）蛋白质　成人一般以每日每公斤体重 0.8 g ～ 1.2 g 计算，约占总热量的 10% ～ 15%。妊娠及哺乳期妇女、营养不良及有消耗性疾病者可酌情增加至 1.5 g 左右。伴糖尿病肾病肾功能正常者应限制在 0.8 g，肾功能异常者应限制在 0.6 g。富有蛋白质的食物如肉类、蛋类及豆类。每日摄取的蛋白质最好有 1/3 来自动物食品，含有丰富的必需氨基酸，以保证人体营养中的蛋白质代谢所需的原料。

（3）脂肪　每日脂肪总量为 40 ~ 60 g，占总热量的不超过 30%。

3. 合理分配　确定每日各种营养物质的热量后，将热量换算为食物重量。每克碳水化合物、蛋白质和脂肪的产热量分别为 13kJ（4kcal）、13kJ（4kcal）和 38kJ（9kcal）。将其换算后制订食谱，并根据生活习惯等因素按每日三餐分配为 1/5、2/5、2/5，或 1/3、1/3、1/3，或每日四餐分配为 1/7、2/7、2/7、2/7。

（三）运动治疗

在糖尿病的管理中占重要地位，尤其对肥胖的 T2DM 患者，运动可增加胰岛素敏感性，有助于控制血糖和体重。根据年龄、性别、体力、病情、有无并发症以及既往运动情况等，在医师指导下开展有规律的合适运动，循序渐进，长期坚持。运动前、后要监测血糖。运动量大或激烈运动时应建议患者调整食物及药物，以免发生低血糖。T1DM 患者为避免血糖波动过大，体育锻炼宜在餐后进行。血糖 >14 ~ 16mmol/L、明显的低血糖症或者血糖波动较大、有糖尿病急性并发症和严重心、脑、眼、肾等慢性并发症者暂不适宜运动。

（四）病情监测

包括血糖监测及其他心脑血管疾病危险因素和并发症的监测。血糖监测基本指标包括空腹血糖、餐后血糖和 HbA1c；患者每次就诊时均应测量血压；每年至少 1 次全面了解血脂以及心、肾、神经、眼底等情况尽早给予相应处理。

（五）降糖药物治疗

1. 口服降血糖药物

（1）磺酰脲类（SU）　是目前临床上较广泛使用的主要口服降血糖药（见上篇第四章）。各种 SU 制剂虽有共同的降血糖作用及基本相似的作用机制，但其代谢过程、吸收排泄、作用强度、药效时间和不良反应等各有不同，因此必须根据其特点结合病情选用。

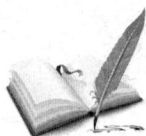

作用机制是：主要通过刺激胰岛 β 细胞释放胰岛素，对正常人及胰岛功能尚存的糖尿病患者均有降糖作用，但对胰岛功能完全丧失者无效。

适应证是：2 型非肥胖患者经饮食运动等基本治疗未能控制者；T2DM 未用过胰岛素或每日应用胰岛素剂量在 20～30 单位以下者；体重正常或轻度肥胖的患者；可适当与胰岛素或双胍类等降血糖药联合应用。

禁忌证是：1 型糖尿病；胰岛 β 细胞功能很差的 T2DM；糖尿病酮症酸中毒或高渗性昏迷及有严重感染、高热、较大手术或创伤妊娠、分娩，各种严重心、肾、肝、脑和血液等急、慢性病变者；对 SU 类药物有过敏反应或重度不良反应者；儿童糖尿病、孕妇、哺乳期妇女。

临床常用的磺酰脲类降糖药包括以下几种。格列喹酮只有 5% 左右从肾脏排泄，对伴有肾功能损害的糖尿病患者，不易造成药物蓄积作用，且此药日剂量范围较大，易于调整，故较为安全。格列齐特、格列吡嗪有增加血纤维蛋白溶解系统活性、降低血小板黏附和聚集，有利于减轻或延缓糖尿病血管并发症的发生。格列吡嗪控释片能全天增强胰岛 β 细胞对血糖的反应，使 24 小时血糖得到一定控制。格列波脲作用缓和，引起低血糖机会少，较适用于高龄患者。格列本脲能与胰岛 β 细胞膜上小分子蛋白受体迅速结合，有效地刺激 β 细胞分泌胰岛素，即使在缺乏胰岛素情况下，也能通过增加葡萄糖转运子数量、增加糖代谢中关键酶的活性，从而产生胰外降糖作用。甲苯磺丁脲、格列本脲副作用太大，应慎用或不用。

不良反应见上篇第四章第四节。

（2）格列奈类（为非磺脲类胰岛素促泌剂）　作用机制是：该类药物的降血糖机制与磺酰脲类相似，抑制钾离子外流，使 β 细胞膜去极化，开放钙离子通道，增加钙离子内流。与磺酰脲类药物不同点为与受体的结合位点不同，且药物不进入细胞，吸收和代谢迅速，使胰岛素快速释放，可有效地降低餐后高血糖。在每次进餐前即刻口服，因此又称为餐时血糖调节剂。

适应证是：同磺酰脲类。因该类药物主要从胃肠道排泄，伴肾功能损害者也能使用。

禁忌证是：同磺酰脲类。

制剂与用法是：①瑞格列奈，剂量 0.5～4 mg，3 次/天；②那格列奈，剂量 60～120 mg，3 次/天。进餐前即刻服药，不进餐不服用。

不良反应是：头痛、头昏或有低血糖发生。

（3）双胍类（MF）　作用机制是：促进葡萄糖利用，加速糖酵解，抑制糖异生及糖原分解，延缓葡萄糖在胃肠道吸收。

适应证是：作为 T2DM 的治疗一线药，可单用或联合其他药物；1 型糖尿病血糖波动大者，加用双胍类，可降低胰岛素使用量；对糖耐量异常者，可防止其发展成显性糖尿病。

禁忌证是：1 型或 2 型重度糖尿病，应使用胰岛素治疗者；糖尿病并发酮症酸中毒或高渗性昏迷，或有其他重度并发症及应激状态时；糖尿病并发肾脏、眼底、心、脑血管等器质性病变者；高龄患者慎用。

制剂与用法是：二甲双胍，0.25 g 口服，2～3 次/天，最大剂量不超过 2 g/d。

不良反应见上篇第四章第四节。

（4）α-葡萄糖苷酶抑制剂（AGI）　作用机制是：竞争性抑制小肠上皮细胞内的 α-

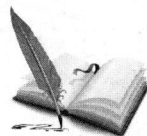

糖苷酶，使淀粉分解为葡萄糖、蔗糖分解为葡萄糖和果糖的速度均减慢，肠道葡萄糖的吸收亦减慢，因而降低餐后高血糖。

适应证是：1 型糖尿病，配合胰岛素治疗，可减少胰岛素用量，并有助于减轻餐后早期高血糖和餐后晚期低血糖；2 型糖尿病，空腹血糖不高，而餐后血糖增高者，可配合饮食和运动疗法或单独应用此药，对于空腹及餐后血糖均明显增高者，可配合应用磺脲类、双胍类或胰岛素，其降低餐后血糖作用明显优于双胍类，能有效降低各种反应性低血糖。

禁忌证是：不能作为 1 型糖尿病的主要治疗药物；严重胃肠功能紊乱、慢性腹泻、慢性胰腺炎及烟酒过度嗜好者；妊娠及哺乳期妇女；严重肝、肾功能不全者。

制剂与用法是：①阿卡波糖，主要抑制 α-糖苷酶，开始 50~100 mg 口服，2~3 次/天；②伏格列波糖，主要抑制麦芽糖酶和蔗糖酶，每次 0.2 mg，3 次/天，饮食成分中应有一定量的碳水化合物，否则不能发挥作用。本类药应与第一口饭同服。

不良反应见上篇第四章第四节。

（5）噻唑烷二酮类（TZDs）　作用机制是：从细胞转录水平增强胰岛素作用，提高外周组织对胰岛素的敏感性，调节糖脂代谢，称为胰岛素增敏剂。

适应证是：用于 T2DM，尤其超重、伴高胰岛素血症或胰岛素抵抗明显者。可单独或与磺脲类、二甲双胍或胰岛素联合应用。

禁忌证是：对该类药物过敏者；糖尿病急性并发症患者；1 型糖尿病；有明显肝功能损害、心功能不全者；妊娠或哺乳期妇女及 18 岁以下患者。

制剂与用法是：①罗格列酮，4 mg 口服，1~2 次/天；②吡格列酮，15~30 mg 口服，1 次/天，早餐时 1 次顿服。

不良反应见上篇第四章第四节。

2. 胰岛素治疗　胰岛素是控制高血糖的最有效手段。

（1）适应证　1 型糖尿病和妊娠糖尿病；2 型经饮食及口服降糖药治疗未能良好控制者及新诊断的 T2DM 伴明显高血糖或在病程中无明显诱因体重显著下降者；糖尿病急性并发症，如酮症酸中毒、高渗性昏迷等；糖尿病并发重要脏器功能损害者；糖尿病发生感染、创伤或大手术或分娩等；某些特殊糖尿病。

短效胰岛素于餐前 15 分钟皮下注射，主要控制第 1 餐饭后高血糖，短效胰岛素必要时可供静脉注射。中效胰岛素主要控制第 2 餐饭后高血糖；长效胰岛素无明显作用高峰，主要提供基础胰岛素水平。

胰岛素类似物：部分氨基酸序列与人胰岛素不同，但能与胰岛素受体结合产生降血糖作用。

速效胰岛素类似物包括赖脯胰岛素、门冬胰岛素，能使胰岛素分子自我聚合能力减弱，能保持单聚体或二聚体状态，可模拟胰岛素第 1 时相分泌。

长效胰岛素类似物包括甘精胰岛素和地特胰岛素，皮下注射后局部形成微沉淀，缓慢分解吸收，能提供基础胰岛素水平，血浆浓度较平稳，峰谷曲线小，低血糖发生少。长效胰岛素类似物与 IGF-1（胰岛素样生长因子-1）亲和力较强，儿童、妊娠妇女慎用。

（2）使用原则　胰岛素治疗应在一般治疗和饮食治疗的基础上进行；治疗方案力求模拟生理性胰岛素分泌模式；根据血糖、体重、有无胰岛素抵抗等因素决定初始剂量，监测三餐前后血糖调整剂量；初用胰岛素或有重度急性并发症及血糖波动大者用普通胰岛素，

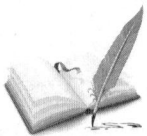

以便探索剂量，快速控制病情；剂量稳定后可应用长效或中效胰岛素，每日注射 1~2 次。

（3）使用方法　1 型糖尿病一经确诊就应立即开始胰岛素终身替代治疗。针对患者体内残存的 β 细胞数量和功能差异，制定个体化治疗方案。①多数 1 型糖尿病患者需要胰岛素强化治疗，尤其是妊娠和胰岛功能已经衰竭时，可采用多次皮下胰岛素注射方案或持续静脉胰岛素输注（俗称胰岛素泵），初始剂量为 0.5~1.0U/（kg·d），以全天剂量的40%~50%提供基础胰岛素，剩余部分用于每餐前，持续静脉胰岛素输注方法可提供更接近生理胰岛素分泌模式，低血糖发生风险较小。②某些 LADA 患者早期可使用预混胰岛素每日 2 次注射，但预混不可用于 1 型患者的长期治疗。

T2DM 有以下情况考虑胰岛素治疗：经生活方式干预和较大剂量口服多种降糖联合治疗，血糖仍未达标；在治疗过程中无明显诱因体重下降时；新诊患者血糖明显增高，HbA1c≥9.0%，可以联合或不联合其他药物。可根据患者具体血糖情况，选择每日 1~2 次的预混胰岛素或选择基础胰岛素（通常白天继续服用口服降糖药，睡前注射中效胰岛素或长效胰岛素类似物）。

在胰岛素强化治疗时，有时空腹血糖仍高，要考虑以下原因。①索莫基现象（Somogyi phenomenon）：是过量胰岛素治疗出现低血糖后又迅速出现代偿性高血糖的现象。②夜间胰岛素用量不足。③黎明现象（dawn phenomenon）：夜间血糖控制良好，也无低血糖发生，仅于黎明时因皮质醇、生长激素等拮抗胰岛素的激素分泌过多引起的高血糖现象。分别于夜间 0、2、4、6、8 时多次监测血糖可有效鉴别空腹高血糖发生的原因。

（4）不良反应　见上篇第四章第四节。

3. 人胰高血糖素样肽 -1 类似物和 DPP-Ⅳ 抑制剂　人胰高血糖素样肽 -1（GLP-1）是一种强降血糖肽，在摄入脂类和碳水化合物时由小肠上皮 L 细胞分泌发挥作用，刺激胰岛 β 细胞分泌胰岛素；抑制胰高血糖素分泌，减少肝葡萄糖输出；延缓胃内容物排空；改善外周组织对胰岛素敏感性；抑制食欲；并可促进胰岛 β 细胞增殖，增加其数量，减少其凋亡。GLP-1 在体内迅速被二肽基肽酶Ⅳ（DPP-Ⅳ）降解，半衰期不足 2 分钟。采用长作用 GLP-1 类似物或 DPP-Ⅳ 抑制剂可延长其作用时间。可单独使用或与二甲双胍联合应用治疗 T2DM，尤其是肥胖、胰岛素抵抗显著者。长作用 GLP-1 类似物有利拉鲁肽和艾塞那肽等，均须皮下注射。

DPP-Ⅳ 抑制剂，可单独使用或与二甲双胍联合应用治疗 T2DM。目前国内有西格列汀 100 mg，每日 1 次；维格列汀 50 mg，每日 1~2 次等。口服给药。

（六）胰腺移植和胰岛细胞移植

胰腺移植和胰岛细胞移植是糖尿病治疗学上的一个新领域。但目前抗免疫排斥反应尚不够理想，移植效果有待进一步提高。

（七）胰岛素泵

胰岛素泵分为闭环型和开环型两种。前者有血糖感受器、电子计算机及注射泵，胰岛素注射量是受连续不断测定血糖浓度的反馈调节，并加有葡萄糖或胰高血糖素注射器，基本上可防止低血糖的发生。开环型胰岛素泵不用血糖感受器及电子计算机，按照预先设定的程序按时按量向体内自动输注胰岛素，是一种小型糖尿病治疗仪器，工作方式采用脉冲释放法。根据不同情况，采取基础量和加速量两种不同速度，适量地释放胰岛素，使血糖

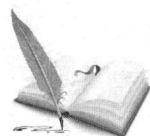

和尿糖控制在正常或接近正常水平。

（八）糖尿病的手术治疗

近年证实减重手术可明显改善肥胖 T2DM 的血糖控制，术后 2 ~ 5 年内的 T2DM 缓解率可达 60% ~ 80%，故 IDF 和 ADA 已将手术推荐为肥胖 T2DM 可选择的治疗方法之一，我国已开展这方面治疗。目前还不适合大规模推广。

（九）T2DM 高血糖的管理和治疗流程

T2DM 患者首先以生活方式干预作为基础治疗措施，同时应贯穿于治疗的始终。如单纯的生活方式干预不能使血糖达标，应采用药物治疗。首选二甲双胍，除非有用药禁忌，该药应一直保留在治疗方案中；不能选择二甲双胍者可选择其他种类药物。单独使用二甲双胍血糖未达标者，可加用其他口服降糖药。对于基线 HbA1c 很高的患者，可直接开始两种口服降糖药或胰岛素治疗。口服两种药物血糖仍未达标者，可加用胰岛素治疗（每日 1 次基础胰岛素或每日 1 ~ 2 次预混胰岛素）或采用联合 3 种口服药物治疗方案，血糖仍未达标，应采用每日胰岛素多次治疗方案或胰岛素泵治疗。

九、预防

糖尿病预防分为三级。一级预防是对糖尿病的高危人群如肥胖或超重、巨大胎儿史、糖尿病或肥胖家族史者，提倡合理膳食，经常运动等避免糖尿病发病。二级预防是及早确诊并有效治疗糖尿病。三级预防是延缓和（或）防治糖尿病并发症。

第二节　糖尿病酮症酸中毒

糖尿病酮症酸中毒（DKA）是糖尿病严重的急性并发症，多发生在 1 型和 2 型严重患者，以高血糖、酮症、酸中毒为主要表现。是胰岛素不足、拮抗胰岛素的各种激素如胰高血糖素、生长激素、皮质醇、儿茶酚胺等的增多共同作用所致的严重代谢紊乱综合征。

一、病因和发病机制

其诱因有感染、创伤、麻醉、大手术、饮食不当、妊娠、分娩、胰岛素抵抗、胰岛素治疗中断或不适当减量等。一旦发生，应积极治疗。由于胰岛素严重不足引起糖代谢紊乱加重，脂肪分解加速，血清酮体上升超过正常，临床上发生高酮血症；酮体中酸基积聚，而发生代谢性酸中毒，称糖尿病酮症酸中毒。严重时可引起昏迷。除胰岛素的相对或绝对不足外，拮抗胰岛素的各种激素如胰高血糖素、生长激素、皮质醇、儿茶酚胺等的增多，在 DKA 的发病机制中也起着重要的作用。

二、临床表现

DKA 可分为以下几个阶段，即早期血酮升高称酮血症；酮症酸中毒，早期代偿、晚期失代偿；酮症酸中毒昏迷。

除感染等诱发因素引起的症状外，早期酮症酸中毒代偿阶段常仅有多尿、口渴、多饮、乏力、疲劳等原有糖尿病症状加重或首次出现。当酸中毒发展至失代偿后，病情迅速恶化，

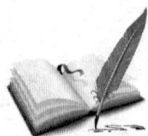

出现食欲减退、恶心、呕吐或有腹痛（易误诊为急腹症）、极度口渴、尿量显著增多等症状，常伴有头痛、烦躁、嗜睡、呼吸深大，称酸中毒大呼吸，呼气中含有烂苹果味，面颊潮红、口唇樱红。后期患者呈严重失水、尿量减少，皮肤黏膜干燥、弹性差、眼球下陷、声音嘶哑、脉搏细速、血压下降、四肢厥冷、并发休克或心、肾功能不全。出现低体温或与感染不相称的"正常体温"也是一个重要体征。当发展至晚期，各种反射迟钝甚至消失，终至昏迷。

三、实验室及其他检查

1. 尿　尿糖、尿酮体强阳性，可有蛋白尿和管型尿。

2. 血　血糖常显著升高，多数在 16.7～33.3 mmol/L。血酮体增高，一般在 0.48 mmol/L 以上，严重时可超过 4.8 mmol/L。CO_2 结合力降低，轻者为 13.5～18.0 mmol/L，重者在 9.0 mmol/L 以下。血钠、氯常降低，血钾在早期可正常或偏低，尿量减少后可偏高，治疗后如补钾不足，常降低。血尿素氮和肌酐常偏高。血浆渗透压可轻度升高。血白细胞计数增高，即使无合并感染时，也可高达 15×10^9/L，以中性粒细胞增多为主。

四、诊断与鉴别诊断

（一）诊断

根据糖尿病史，或有诱发因素、原糖尿病症状急剧加重及酸中毒性大呼吸等临床表现，结合尿糖、尿酮体阳性，血糖、血酮体升高，CO_2 结合率降低等变化，可诊断为糖尿病酮症酸中毒。对昏迷、酸中毒、失水、休克的患者，均应考虑有本病单独或合并存在的可能性，特别对原因未明、呼吸有烂苹果味或虽血压低而尿量仍较多者，更应警惕本病。

（二）鉴别诊断

1. 高血糖高渗综合征　见于高龄糖尿病患者，发病率较酮症酸中毒低，但较严重。常有诱发因素。本综合征主要有显著高血糖（血糖一般在 33.3 mmol/L 以上）、严重失水和高钠血症，因而引起血浆渗透压升高，导致神经细胞及各种组织脱水，出现各种症状如反应迟钝、嗜睡、谵妄、反射亢进或消失，肢体瘫痪、抽搐，重者昏迷。化验检查尿糖强阳性，尿酮体阴性或轻度阳性，血糖甚高，而血 CO_2 结合力正常或轻度降低。

2. 乳酸性酸中毒　见于高龄糖尿病患者，往往有较重的心、肺、肝或肾脏病变。当血压降低或缺氧状态下，甚易发生，或当感染、应激、酗酒、服用苯乙双胍等药物而诱发。临床上有酸中毒表现：呼吸深快、恶心、呕吐、脱水、低血压、意识模糊、昏迷等或并发其他脏器功能不全。血浆乳酸可大于 5 mmol/L。

3. 低血糖昏迷　常见于应用胰岛素或口服降血糖药物治疗的糖尿病患者，临床表现有饥饿感、头晕、心悸、手抖、出汗、软弱、乏力、脸色苍白，甚至抽搐、昏迷，但呼吸正常，无脱水，血压正常或偏高。尿酮体阴性。发作时血糖明显低于 2.8 mmol/L 为确诊依据（糖尿病患者血糖未低至 2.8 mmol/L 可发生昏迷）。怀疑低血糖昏迷时，可试用 50% 葡萄糖 40 ml 静脉注射，低血糖者会迅速好转。

4. 脑血管病变　长期糖尿病患者，尤其中年以上伴高血压及动脉硬化者，易并发脑血管病变，起病急骤，有神经系统阳性体征，一般尿酮体阴性，血 CO_2 结合力正常。

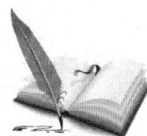

五、治疗

治疗原则是纠正失水、酸中毒及电解质紊乱，应用短效胰岛素控制高血糖。

（一）补液

补液是治疗糖尿病酮症酸中毒的关键环节。轻度脱水不伴酸中毒时可以口服补液，中度以上 DKA 患者，须进行静脉补液。补液原则为"先快后慢、先盐后糖"。开始一般补给生理盐水或复方氯化钠溶液，如心、肾功能正常者可于前 1～2 小时内快速滴入 1000～2000 ml，以迅速纠正失水和失钠，以后再视失水、血压及尿量等具体情况决定补液量。一般第一日输液总量 3000～5000 ml，失水严重者可更多，当血糖下降至 13.9 mmol/L 以下时，可用 5% 葡萄糖或葡萄糖生理盐水，并按每 2～4 g 葡萄糖加 1U 胰岛素。鼓励患者多饮水，减少静脉补液量。对于心、肾功能不全者，应避免补液过度。

（二）胰岛素治疗

一般采用小剂量短效胰岛素治疗方案，即以每小时 0.1 U/kg 的胰岛素剂量连续静脉滴注。也可采用间歇静脉注射或肌内注射，每小时注射一次，剂量相同。对病情重者可加用首次负荷量 0.2 U/kg。如 4 小时后已给足液体而血糖仍未下降，则可增加胰岛素用量 30%～100%，血糖下降速度一般以每小时降低 3.9～6.1 mmol/L 为宜，每 1～2 小时复查血糖。当血糖下降至 13.9 mmol/L（250 mg/dl）时，应将胰岛素用量减至每小时 1.0～2.0U，此时仍需 4～6 小时复查血糖，维持 12 小时左右。当血糖逐渐下降，且不再升高，患者神志、血压、酮症等均得以改善后，可改为胰岛素皮下常规治疗。

（三）纠正酸中毒及电解质紊乱

在补液和应用胰岛素治疗过程中，代谢性酸中毒可得以改善和纠正。如血 pH 低于 7.1 或血碳酸氢根低于 5 mmol/L（相当于 CO_2 结合力 4.5～6.7 mmol/L）应给予碳酸氢钠，可将 50 mmol/L（约 5% SB 缓冲溶液 84 ml）稀释至等渗溶液（1.25%～1.4%）后静脉滴注，先快后慢。一般仅给 1～2 次。补充碳酸氢钠过快过多，会产生不利影响。

DKA 患者有不同程度失钾，治疗前的血钾水平不能真实反映体内缺钾程度，当循环好转，尿量增多，血糖下降时，血钾可骤降，出现低钾血症，引起四肢无力、腹胀、尿潴留等，严重时可导致心律失常，故在治疗过程中要定时监测血钾和尿量，注意适当补钾，一般第一日可补氯化钾 6～8 g，部分稀释后静脉滴注，部分可口服。神志清醒者，可口服氯化钾、枸橼酸钾、鲜橘汁等。充分补钾的同时要注意血镁、血磷的纠正。

（四）处理诱发病和防治并发症

寻找和处理诱发因素，特别应注意寻找感染灶，必要时作血、尿或咽拭子培养及择用抗生素。治疗各种并发症如休克、心、肾衰竭、脑水肿及 DIC 等。

（五）护理

良好护理是抢救 DKA 患者的重要环节。应按时清洁口腔、皮肤，预防压疮和继发性感染。细致的观察病情变化，准确的记录神志、瞳孔大小和反应、生命体征、出入水量等。

六、预防

主要在于良好控制糖尿病，及时防治感染等诱因和各种并发症。

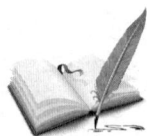

第三节　高血糖高渗综合征

高血糖高渗综合征（HHS）是糖尿病急性并发症之一，以严重高血糖、高血浆渗透压、脱水为特征。有不同程度的意识障碍和昏迷，无酮症或较轻，多见于年龄 50～70 岁的 T2DM 患者。约 50% 患者发病前无糖尿病病史。

一、病因和发病机制

常见诱因是感染、急性胃肠炎、胰腺炎、脑血管意外、严重烧伤、血液或腹膜透析、静脉内高营养及不合理限制水分；某些药物如糖皮质激素、免疫抑制剂、噻嗪类利尿药、苯妥英钠等；误输较多葡萄糖液或大量饮用含糖饮料等。发病机制尚未完全阐明。在上述诱因之下，可引起极度高血糖和严重失水，使血液浓缩和继发性醛固酮分泌增多，加重高钠血症，使血浆渗透压增高，脑细胞脱水，从而导致本症突出的神经精神症状。缺乏酮症的原因尚无满意解释。

二、临床表现

起病比较缓慢，通常需数天甚至数周。常先有多尿、烦渴、多饮，但多食不明显，或反而食欲减退，畏食，以致常被忽视。失水程度逐渐加重，出现神经精神症状，表现为嗜睡、幻觉、定向障碍、偏盲、上肢拍击样粗震颤、癫痫样抽搐（多为局限性发作）等。本症容易并发脑血管意外、心肌梗死或肾功能不全等。

三、实验室检查

尿糖强阳性，但无酮症或较轻。血尿素氮及肌酐升高。血糖常高至 33.3 mmol/L（600 mg/dl）以上，血钠升高可达 155 mmol/L，但也有正常甚或偏低者。血浆渗透压显著增高达 330～460 mOsm/L。[有效血浆渗透压 mOsm/L ＝2×（Na^+＋K^+）＋血糖（以 mmol/L 计算）]。

四、诊断

本病病情危重、并发症多、病死率高，强调早期诊断和治疗。临床凡遇不明原因的脱水、休克、意识障碍及昏迷，均应想到本病的可能，尤其血压低而尿量多者，无论有无糖尿病病史，均应进行有关检查以肯定或排除本病。

五、治疗

1. 补液　一般因患者失水严重，故迅速补液、扩容、纠正高渗为处理关键。主张先用等渗 0.9% 氯化钠溶液。第一小时可静脉滴注 500～1000 ml，初 4 小时内可给 2000～3000 ml。当血糖下降至 13.9～16.7 mmol/L（250～300 mg/dl）时可开始补含葡萄糖的溶液并加适量胰岛素。第一日补液总量，一般 3000～5000 ml，静脉输液滴速须根据血压、心率、尿量、血浆渗透压、血糖、电解质及心、肾、肺、脑功能与年龄等因素而定。如无休克或休克已纠正，在输注生理盐水后血浆渗透压＞350 mOsm/L、血钠＞155 mmol/L 时，考虑输注

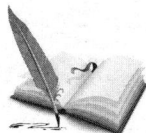

0.45%氯化钠低渗溶液。当血渗透压降至330 mOsm/L时，再改输等渗溶液。低渗溶液虽可使血浆渗透压下降较快，但可能诱发脑水肿，并可能发生溶血反应，故应慎用。可鼻饲适量温开水或生理盐水辅助治疗，但不宜用于有呕吐或上消化道出血者。

2. 胰岛素治疗 当血糖在33.3 mmol/L左右时，可先静脉注射胰岛素首次负荷量，应用短效胰岛素每公斤体重0.2 U，继续以每小时每公斤体重0.1 U的速度静脉滴注胰岛素。当血糖下降至13.9～16.7 mmol/L时，可开始输入5%葡萄糖盐水并加胰岛素，每3～4 g葡萄糖加1 U短效胰岛素。同时监测血糖，注意补钾及防止脑水肿。

3. 补钾 失水时必然失钾，但有时血钾未必降低，故在输注生理盐水和应用胰岛素后，应参考每小时尿量适当补钾，除非有肾功能不全或血钾偏高时，暂不补钾，严密观察。

4. 诱因及并发症治疗 如控制感染，纠正心力衰竭，改善肾功能，治疗脑水肿等。

六、预防

早期发现与及时控制糖尿病；防治各种诱因，如感染、高热、失水、应激等；避免应用影响糖代谢的药物，如噻嗪类利尿剂、糖皮质激素、甲状腺素、苯妥英钠等。

本章小结

糖尿病是由于胰岛素分泌不足和（或）作用缺陷，引起的慢性高血糖为特征的代谢性疾病，体内存在糖、蛋白质、脂肪、水及电解质等一系列代谢紊乱，长期发展可导致眼、肾、神经、心脏、血管等功能减退及衰竭，病情严重时可并发急性并发症如糖尿病酮症酸中毒、高血糖高渗综合征等。"三多一少"症状加FPG≥7.0 mmol/L或任意时间血浆葡萄糖≥11.1 mmol/L或OGTT中2h PG≥11.1 mmol/L，可确诊，无症状需重复检查才可确诊。糖尿病现代综合治疗包括糖尿病教育、合理饮食、运动、降糖药物治疗和病情监测的"五驾马车"。药物治疗主要包括胰岛素和口服降糖药物即磺脲类、格列奈类、双胍类、噻唑烷二酮类和α-糖苷酶抑制剂等。有效的治疗可以防止其急、慢性并发症的发生、发展。除控制血糖外，还应纠正脂代谢紊乱、降压等，以达到治疗目标。

目标检测

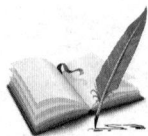
扫码"练一练"

一、选择题

1. 2型糖尿病发病最常见的环境因素是

    A. 体力活动过少   B. 病毒的感染

    C. 肥胖   D. 饮食过量

    E. 心理压力过大

2. 下列关于2型糖尿病的描述，正确的是

    A. 都有"三多一少"表现   B. 患者体型均较肥胖

    C. 患者空腹血糖都增高   D. 空腹尿糖均呈阳性

E. 少数以酮症酸中毒为首发表现

3. 糖尿病性神经病变最常见的是

    A. 周围神经病变   B. 颅神经病变

    C. 自主神经病变   D. 中枢神经病变

    E. 脊髓病变

4. 糖尿病的诊断标准是

    A. 随机 ≥11.1 mmol/L 或空腹 ≥7.0 mmol/L 或 OGTT 中 2 h PG≥11.1 mmol/L

    B. 随机 ≥7.8 mmol/L 或空腹 ≥7.0 mmol/L

    C. 随机 ≥11.1 mmol/L 或空腹 ≥7.8 mmol/L

    D. 随机 ≥6.1 mmol/L 或空腹 ≥7.0 mmol/L

    E. 随机 >6.l mmol/L 或空腹 ≥7.8 mmol/L

5. 胰岛素最常见的不良反应是

    A. 胰岛素抵抗   B. 体重增加

    C. 低血糖反应   D. 注射局部皮下脂肪萎缩

    E. 全身过敏反应

6. 不属于糖尿病微血管病变的是

    A. 糖尿病心肌病   B. 糖尿病肾病

    C. 糖尿病高血压   D. 糖尿病视网膜病变

    E. 糖尿病神经病变

7. 噻唑烷二酮类口服降糖药不适宜用于

    A. 2 型糖尿病患者基础治疗未达控制目标

    B. 2 型糖尿病合并妊娠

    C. 2 型糖尿病对胰岛素抵抗

    D. 2 型糖尿病高胰岛素血症时

    E. 1 型糖尿病对胰岛素不敏感

8. 患者，男，36 岁。身高 162 cm，体重 56 kg，近 3 个月来觉口渴、多饮，查空腹血糖 6.8 mmol/L，无糖尿病家族史。为确定有无糖尿病最有意义的实验室检查是

    A. 餐后 2 小时血糖   B. 血谷氨酸脱羧酶抗体

    C. 口服葡萄糖耐量试验   D. 糖化血红蛋白

    E. 24 小时尿糖定量

9. 患者，女，68 岁。糖尿病史 7 年，近日因家务忙未规律注射胰岛素，今晨起出现恶心、呕吐、腹痛，尿量增加，急诊入院。查体：呼吸深大，脱水貌。实验室检查：血白细胞 15×10⁹/L，血糖 21.5 mmol/L，尿酮体阳性，血 pH 7.1。该患者诊断可能为

    A. 糖尿病合并阑尾炎   B. 糖尿病并急性胃炎

    C. 糖尿病酮症酸中毒   D. 糖尿病合并急性肠炎

    E. 高血糖高渗综合征

10. 患者，女，68 岁。糖尿病史 7 年，近日因家务忙未规律注射胰岛素，今晨起出现恶心、呕吐、腹痛，尿量增加，急诊入院。查体：呼吸深大，脱水貌。实验室检查：血白

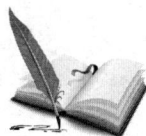

细胞 $15 \times 10^9/L$，血糖 21.5 mmol/L，尿酮体阳性，血 pH 7.1。该患者治疗原则错误的是

    A. 静脉小剂量滴胰岛素   B. 补液，先快后慢、先盐后糖

    C. 无肾功能不全者开始即可补钾 D. 尽早补碱

    E. 加强护理

二、思考题

1. 简述常用降糖药的用法及不良反应。

2. 简述胰岛素的使用方法。

（黄永华）

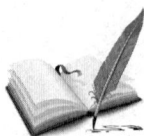

第十三章 血脂异常

扫码"学一学"

案例导入

患者，女，58 岁。近 10 多天于饱食后感胸骨后闷痛，停止劳作稍息即缓解。血压血糖均正常。ECG 示静息时正常；胸痛发作时，V_1、V_2、V_3 导联 ST 段明显水平型压低。

实验室检查：TC 4.14 mmol/L（160 mg/dl），TG 2.26 mmol/L（200 mg/dl），HDL – C 0.9 mmol/L（34.8 mg/dl），LDL – C 3.6 mmol/L（100 mg/dl）。

问题：

1. 诊断及诊断依据是什么？
2. 治疗原则是什么？

血脂异常（dyslipidemia）指血浆中脂质的量和质的异常，实际上表现为脂蛋白异常血症（dyslipoproteinemia）。血脂异常可作为代谢综合征的组分之一，与多种疾病如肥胖症、冠心病、高血压、2 型糖尿病、脑卒中等密切相关。长期血脂异常可导致动脉粥样硬化，增加心脑血管疾病的发病率和死亡率。

一、血脂异常分类

（一）表型分类及简易分类

目前国际通用世界卫生组织（WHO）制定的分类系统。根据各种脂蛋白升高的程度将脂蛋白异常血症分为 5 型，其中第 Ⅱ 型又分为 2 个亚型，共 6 型。但此类分型方法繁杂，临床上简单地将血脂异常分为高胆固醇血症、高甘油三酯血症、混合性高脂血症和低高密度脂蛋白胆固醇血症（表 13 – 1）。

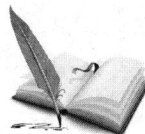

表 13-1 血脂异常的简易分型

分 型	TC	TG	HDL-C	相当于 WHO 表型*
高胆固醇血症	↑↑			IIa
高甘油三酯血症		↑↑		IV (I)
混合性高脂血症	↑↑			IIb (III、IV、V)
低高密度脂蛋白胆固醇血症			↓	

知识链接

血脂异常的表型分类

WHO 制定了高脂蛋白血症分型，共分为 6 型：I、IIa、IIb、III、IV 和 V 型。I 型为高乳糜微粒血症；II 型为高 β 脂蛋白血症，其中 IIa 型血清外观澄清，胆固醇含量增加，甘油三酯含量正常，IIb 型血清外观澄清或轻混，血清胆固醇和甘油三酯含量均增加；III 型为异常 β 脂蛋白血症或称"漂浮 β 或阔 β"型高脂蛋白血症；IV 型为高前 β 脂蛋白血症；V 型为高前 β 脂蛋白血症及乳糜微粒血症。

（二）按是否继发于全身系统性疾病分类

分为原发性和继发性血脂异常两大类。继发性血脂异常可由于全身系统性疾病所引起；在排除了继发性血脂异常后，就可以诊断为原发性血脂异常，原发性血脂异常占血脂异常的绝大多数。

（三）基因分类

大部分原发性血脂异常患者存在一个或多个遗传基因缺陷，由基因缺陷所致的血脂异常多具有家族聚集性，有明显的遗传倾向。

二、病因和发病机制

若引起脂质来源、脂蛋白合成、代谢过程关键酶异常或降解过程受体通路障碍等，均可能导致血脂异常。原发性血脂异常原因不明、呈散发性，认为是由多个基因与环境因素综合作用的结果。继发性血脂异常主要包括全身系统性疾病，如糖尿病、甲状腺功能减退症、库欣综合征、肝肾疾病、系统性红斑狼疮等和药物性血脂异常，如噻嗪类利尿剂、β 受体阻断药等。

三、临床表现及诊断

（一）临床表现

多数血脂异常患者无任何症状和异常体征，而于常规血液生化检查时被发现。其临床表现主要包括如下几方面。

1. 黄色瘤　黄色瘤是一种异常的局限性皮肤隆起，由于脂质局部沉积所引起，颜色可为黄色、橘黄色或棕红色，多呈结节、斑块或丘疹形状，质地一般柔软，最常见的是眼睑周围扁平黄色瘤。

2. 动脉粥样硬化　脂质在血管内皮沉积引起动脉粥样硬化，导致早发性和进展迅速的心脑

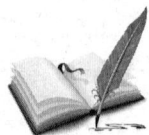

血管和周围血管病变，如冠心病、游走性多关节炎、急性胰腺炎等。

（二）实验室检查

通过测定空腹血浆（清）TC、TG、LDL – C 和 HDL – C 对血脂异常进行诊断。

（三）诊断标准

考点提示

血脂异常的诊断标准。

根据《中国成人血脂异常防治指南（2016 年)》血脂水平分层标准进行诊断（表 13 – 2）。

表 13 – 2　血脂异常水平分层标准

血脂种类	合适范围（mmol/L）	边缘升高（mmol/L）	升高（mmol/L）
TC	<5.18	5.18 ~ 6.18	≥6.19
LDL – C	<3.37	3.37 ~ 4.13	≥4.14
HDL – C	≥1.04	<1.04（降低）	≥1.55
TG	<1.76	1.76 ~ 2.26	≥2.27

四、治疗

（一）非手术治疗

治疗血脂异常最主要的目的在于防治缺血性心脑血管疾病。根据《中国成人血脂异常防治指南（2016 年)》的标准，确定治疗的个体化目标。

1. 一般治疗　包括纠正不良生活方式、控制体重、运动锻炼和戒烟等。

2. 饮食治疗　控制饮食可使血浆胆固醇降低 5% ~ 10%，同时有助于减肥，并使调脂药物发挥出最佳效果。饮食治疗的目标是达到或接近标准体重，消除肥胖。

3. 调脂药物　常用的药物有他汀类和贝特类两类。继发性血脂异常症的治疗主要是积极治疗原发病（如糖尿病、甲减、肝肾疾病等），并适当结合饮食控制和调脂药物治疗。

（1）羟甲基戊二酰辅酶 A（HMG – CoA）还原酶抑制剂（他汀类）　竞争性抑制体内胆固醇合成过程中限速酶（HMG – CoA 还原酶）活性，从而阻断胆固醇的生成。主要降低血清 TC 和 LDL – C（降低 LDL – C 的首选药），也在一定程度上降低 TG 和 VLDL，轻度升高 HDL – C。主要制剂：

考点提示

他汀类、贝特类的适应证。

洛伐他汀 10 ~ 80 mg，1 次/天；辛伐他汀 5 ~ 40 mg，1 次/天；普伐他汀 10 ~ 40 mg，1 次/天；氟伐他汀 10 ~ 40 mg，1 次/天；阿托伐他汀 10 ~ 80 mg，1 次/天；瑞舒伐他汀 10 ~ 20 mg，1 次/天。该类药物偶可引起横纹肌溶解和急性肾衰竭。

（2）苯氧芳酸类（贝特类）　主要是增强脂蛋白脂酶的活性，使 TG 的水解增加，对治疗高甘油三酯血症有显著疗效。主要制剂：非诺贝特 0.1 g，3 次/天，或微粒型 0.2 g，1 次/天；苯扎贝特 0.2 g，3 次/天，或缓释型 0.4 g，1 次/天。主要副作用为胃肠道反应、一过性肝转氨酶和肌酸激酶升高、皮疹、脱发、头痛、失眠等。

（3）抗肥胖药　奥利司他、利莫那班可降低 LDL – C 水平。

（4）胆酸螯合剂（树脂类）　可降低 TC 和升高 HDL – C 水平。主要制剂：考来烯胺 4 ~ 16 g/d，考来替哌 5 ~ 20 g；从小剂量开始，1 ~ 3 个月内达最大耐受量。主要副作用为恶心、呕吐、

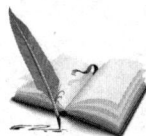

腹胀、腹痛、便秘。

为了确保药物调脂治疗的有效性和安全性，应每隔 1~3 个月复查血脂，并根据血脂水平适当调整调脂药物的各类和剂量；定期复查肝肾功能、肌酸磷酸激酶、血糖、血尿酸及心电图等。

（二）手术治疗

血脂异常症和重度肥胖症者可考虑手术治疗，包括部分回肠末段切除术、门腔静脉分流术、胃搭桥术或胃成形术。

五、预防和预后

普及健康教育，均衡饮食，避免不良生活习惯，增加体力活动及体育运动，预防肥胖，并与肥胖症、糖尿病、心血管疾病等慢性病防治工作的宣教相结合，以降低血脂异常的发病率。经积极的综合治疗，本病预后良好。

本章小结

血脂是血浆中所有含脂质的总称。血脂不溶于水，在血液中它们和一类特殊的蛋白质相结合，形成脂蛋白。血脂异常的继发性改变主要是动脉粥样硬化，其诊断依据是血脂检查。

血脂异常治疗原则：最主要的目的是防治心血管病，应将降低 LDL－C 作为首要目标。

目标检测

扫码"练一练"

一、选择题

1. 血液中含胆固醇最多的脂蛋白是

    A. 乳糜微粒（CM）   B. 极低密度脂蛋白（VLDL）

    C. 低密度脂蛋白（LDL）   D. 高密度脂蛋白（HDL）

    E. 中间密度脂蛋白（IDL）

2. 血液中含甘油三酯最多的脂蛋白是

    A. 乳糜微粒（CM）   B. 极低密度脂蛋白（VLDL）

    C. 高密度脂蛋白（HDL）   D. 低密度脂蛋白（LDL）

    E. 中间密度脂蛋白（IDL）

3. 高血脂治疗的药物不包括

    A. "他汀类"降脂药   B. "贝特类"降脂药

    C. "烟酸类"降脂药   D. 头孢类消炎药

    E. n－3 脂肪酸制剂

4. 胆酸结合树脂（树脂类降脂药）可以用于治疗

    A. 高血压   B. 糖尿病

    C. 高脂血症伴高血压患者   D. 感冒

    E. 结核病

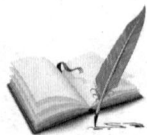

5. 我国成人血脂异常防治指南指导思想是：在进行调脂治疗时，应将降低（　）作为首要目标

  A. 甘油三酯（TG）   B. 低密度脂蛋白胆固醇（LDL – C）

  C. 乳糜微粒（CM）   D. 极低密度脂蛋白（VLDL）

  E. 高密度脂蛋白（HDL）

二、思考题

血脂异常的治疗中，生活方式干预包括哪些？

（钟雪梅）

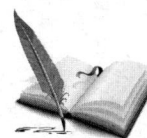

第十四章 高尿酸血症与痛风

扫码"学一学"

学习目标

1. **掌握** 高尿酸血症与痛风的临床表现。
2. **熟悉** 高尿酸血症与痛风的病因和治疗原则。
3. **了解** 高尿酸血症与痛风的发病机制和病理生理。
4. 学会规范应用常用诊疗技术对高尿酸血症与痛风进行诊治，具有能够自行分析病例的临床思维能力。
5. 具有能够自行分析病例的临床思维能力。
6. 具有关心痛风患者、保护患者隐私及预防医疗事故发生的意识。

案例导入

患者，男，52岁。反复多关节肿痛20年，复发加重3天。

患者20年前饮啤酒后出现右足跖趾关节疼痛，伴皮肤红肿、发热，无踝、膝、腕、指、肘关节疼痛，于当地医院门诊就诊，诊断为"痛风"。3年前开始出现左腕关节疼痛，伴皮肤红肿、发热，其他关节无异常。3天前进食海鲜后上述症状复发，关节肿痛较前明显加重。自患病以来，患者睡眠欠佳，精神尚可，大小便正常，近期体重无明显变化。

查体：T 36.9℃，P 86次/分，R 18次/分，BP 150/90 mmHg。神志清楚，痛苦面容，腹型肥胖。甲状腺不大，心律齐，腹部未扪及包块。锁骨上、肾区均未闻及血管杂音，四肢无畸形，左腕关节红肿，皮温高，轻度活动受限，压痛明显，四肢肌力及肌张力正常。

问题：

1. 根据患者临床表现，初步诊断及诊断依据是什么？
2. 治疗原则是什么？

高尿酸血症是嘌呤代谢障碍引起的代谢性疾病。临床上分为原发性和继发性两类，前者与先天性嘌呤代谢异常有关，常伴随肥胖、糖尿病、高血压、动脉粥样硬化等发生，后者主要是由某些疾病或药物引起。本章讨论的是原发性高尿酸血症。部分高尿酸血症可发展为痛风，痛风特指急性特征性关节炎和慢性痛风石疾病，可并发肾脏病变，重者可出现关节破坏、肾功能受损。

> **考点提示**
>
> 高尿酸血症与痛风的关系。

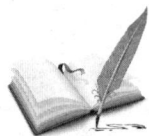

一、高尿酸血症与痛风的流行病学

高尿酸血症的流行总体呈现逐年升高的趋势。通常男性高于女性,南方和沿海经济发达地区患病率高。高发年龄为中老年男性和绝经后女性,但目前高尿酸血症的患病人群呈现年轻化的趋势。常有家族遗传史。

二、病因和发病机制

(一)高尿酸血症的发病机制

尿酸是嘌呤的代谢终产物,人类中 80% 来源于内源性嘌呤代谢,20% 来源于富含嘌呤的食物,1/3 尿酸盐由肠道排出,2/3 由肾脏排泄。因此,尿酸生成增多和(或)排出减少均可导致高尿酸血症,但具体发病机制不明。

1. 尿酸排泄减少 90% 原发性高尿酸血症与尿酸排泄减少有关,其可能机制与肾小球滤过减少、肾小管重吸收增加及肾小管分泌减少等有关。其中,肾小管分泌减少最为重要。

2. 尿酸生成过多 其机制可能是与促进尿酸生成过程中的一些酶存在缺陷有关,而酶的缺陷与基因变异有关,以致对嘌呤代谢的负反馈作用减弱,造成尿酸生成过多。

(二)痛风的发病机制

痛风发生的最重要生化基础和最直接病因是高尿酸血症,但部分高尿酸血症并不发展为痛风,确切原因不清。当血尿酸浓度过高和(或)在酸性环境下,尿酸可析出结晶,沉积在骨关节、肾脏和皮下等组织,导致痛风性关节炎、痛风肾和痛风石等,因此,高尿酸血症的程度越高病程越长,发生尿酸盐晶体沉积和急性痛风发作的机会越大。

三、病理生理

尿酸易沉积在温度较低的远端肢体(如足趾)和酸度较高的组织(如运动后的肌肉关节腔等),引起相应的症状。

(一)痛风性关节炎

尿酸盐结晶沉积在关节局部,造成局部炎症。最初可以在关节的 X 线片中出现"穿凿样"改变,后期表现为皮下结节,可肉眼观察到或手感觉到。

(二)痛风石

痛风的特征性改变。尿酸盐结晶沉积引起慢性异物反应,上皮细胞、巨核细胞包裹形成异物结节(痛风石),发生在关节软骨、滑囊、耳轮、皮下组织、肾脏间质等处,引起相应的症状。

(三)肾脏病变

1. 痛风性肾病 结晶在间质沉积,形成慢性间质性肾炎,痛风性肾病是严重痛风的后期表现。

2. 急性尿酸性肾病 急性高尿酸血症时尿酸结晶可在肾及输尿管沉积,使尿流阻断,引起急性梗阻性肾病,严重时导致急性肾衰竭。

3. 尿酸性肾结石 发生率是正常人的 200 倍,80% 以上为单纯性尿酸结石。

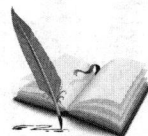

四、临床表现

高尿酸血症与痛风的发病率逐年增多，按发病特点可分为四期，各期的特点如下。

（一）无症状期

可终身不出现症状，仅有波动性或持续性高尿酸血症，此期可长达数年至数十年，但随着高尿酸血症病程延长和年龄增加，发展为痛风的风险明显升高。

（二）急性痛风性关节炎期

急性痛风性关节炎常是痛风的首发表现，春秋季节多发，受寒、劳累、饮酒、高嘌呤饮食、感染等均为常见的发病诱因。典型表现为急性起病，午夜或清晨因剧痛而惊醒，疼痛呈撕裂样、刀割样，数小时内症状发展达高峰，受累关节红、肿、热、痛和局部功能障碍，50%以上患者首发于足拇趾，其余依次为第1跖趾关节、踝、膝、腕、指、肘等，伴头痛、发热、白细胞增高等全身症状。部分患者可有疲乏、全身不适等前驱症状。初次多单关节发生，反复发作可多关节受累。发作常呈自限性，数天或2周内自然缓解，缓解时局部可出现脱屑和瘙痒表现，为本病特有的表现。可伴高尿酸血症，但部分患者急性发作时血尿酸水平正常。关节腔滑囊液偏振光显微镜检查可见双折光的针形尿酸盐结晶是确诊本病的依据。

> **考点提示**
>
> 急性痛风性关节炎期的典型临床表现。

（三）痛风性关节炎间歇期

急性痛风性关节炎可自然缓解，其后可进入间歇期。间歇期可持续数月、数年或十余年。

（四）痛风性慢性关节炎期

尿酸盐在关节内沉积增多，炎症反复发作进入慢性阶段，使关节发生僵硬、畸形、活动受限。在慢性病变的基础上仍可有急性炎症发作，畸形越来越重，关节功能受损。

此外，尿酸盐沉积在肾组织可引起痛风性肾脏病变，有两种表现。①痛风性肾病。通常起病隐匿，早期仅有间歇性蛋白尿，随着病情的发展出现持续性蛋白尿，晚期可发生肾功能不全。②尿酸性肾石病。部分痛风患者有肾脏尿酸结石，结石较小时常无症状，较大者可发生肾绞痛、血尿、排尿困难等。要注意的是，尿酸性结石属阴性结石，在腹部平片上不显影。

五、辅助检查

1. 血尿酸测定　血尿酸存在较大波动，应反复监测。

2. 滑囊液检查　关节肿胀时抽取滑囊液进行旋光显微镜检查，白细胞内可见双折光的针形尿酸盐结晶，具有诊断意义。

3. X线检查　慢性期或反复发作可见软骨缘破坏、关节面不规则、痛风石沉积，典型表现为圆形或穿凿样透亮缺损。

4. 痛风石内容物检查　痛风石活检具有诊断意义。

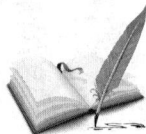

5. 其他检查 关节镜于发作时在滑膜上见到微小结节，超声提示尿酸性尿路结石可协助诊断。血白细胞和红细胞沉降率在急性期升高。

六、诊断与鉴别诊断

（一）高尿酸血症的诊断

正常嘌呤饮食状态下，非同日 2 次空腹血尿酸男性和绝经后女性大于 420 μmol/L，绝经前女性大于 360 μmol/L，可确诊高尿酸血症。

（二）痛风的诊断

一般诊断并不困难。对中年以上的男性，突然发生足拇指、跖趾、踝、膝等处的单关节红肿热痛，伴或不伴有尿酸增高，均应考虑痛风可能。在滑囊液或痛风石活检证实为尿酸盐结晶即可明确诊断。急性痛风性关节炎的诊断可参考 1997 年美国风湿病学会（ACR）的分类标准（表 14 - 1）。

表 14 - 1 1997 年 ACR 急性痛风性关节炎分类标准

急性痛风性关节炎分类标准
关节液中有特异性尿酸盐结晶，或用化学方法或偏振光显微镜证实痛风石中含尿酸盐结晶、或具备以下 12 项（临床、实验室、X 线表现）中 6 项
（1）急性关节炎发作 >1 次
（3）单关节炎发作
（3）单关节炎发作
（4）可见关节发红
（5）第一跖趾关节疼痛或肿胀
（6）单侧第一跖趾关节受累
（7）单侧跗骨关节受累
（8）可疑痛风石
（9）高尿酸血症
（10）不对称关节内肿胀（X 线证实）
（11）无骨侵蚀的骨皮质下囊肿（X 线证实）
（12）关节炎发作时关节液微生物培养阴性

主要与下列疾病相鉴别。

1. 类风湿关节炎 多见于女性，有晨僵，可引起关节僵硬和畸形。血尿酸多不高，但类风湿因子增高，伴有自身抗体增高，X 线可见关节周围的骨质疏松，关节间隙变窄，甚至关节面融合，与痛风性凿孔样缺损明显不同。

2. 化脓性关节炎与创伤性关节炎 创伤性关节炎常有较重受伤史，化脓性关节炎滑囊内含大量白细胞，培养可得致病菌，可作鉴别。

3. 蜂窝组织炎 血尿酸盐不高，畏寒、发热及白细胞增高等全身症状更为突出，而关节疼痛不明显。

> **考点提示**
>
> 高尿酸血症与痛风的诊断与鉴别诊断。

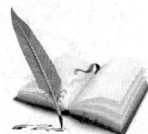

假性痛风

　　假性痛风系关节软骨软化所致，多见于老年人，膝关节最常累及，发作时酷似痛风，血尿酸盐不高，关节滑囊液检查含焦磷酸钙盐结晶或磷灰石，X线显示软骨钙化。

七、高尿酸血症与痛风的预防和治疗

（一）高尿酸血症与痛风的预防

　　高龄、男性、肥胖、一级亲属中有痛风史、静坐的生活方式等属高尿酸血症与痛风的高危因素。高危人群应定期进行筛查检测血尿酸。预防高尿酸血症应避免下列危险因素。

　　1. 饮食因素　应避免或减少摄入高嘌呤食物如肉类、海鲜、动物内脏、肉汤、豆类、香菇、饮酒（尤其是啤酒）等。

　　2. 疾病因素　高尿酸血症与痛风常与心血管疾病和代谢性疾病伴发，相互作用，相互影响。因此应注意对这些患者进行血尿酸检测以便及早发现。

　　3. 避免长期使用可能造成尿酸升高的药物　如噻嗪类及袢利尿剂、烟酸、小剂量阿司匹林等。要注意的是小剂量阿司匹林（<325 mg/d）尽管升高血尿酸，但作为心血管疾病的防治手段不建议停用。

（二）高尿酸血症与痛风的治疗

　　1. 一般治疗　一旦确诊为高尿酸血症与痛风，应同时进行生活方式指导及药物降尿酸治疗。生活方式改变包括低嘌呤饮食、多饮水，每日饮水量维持尿量在1500 ml，最好在2000 ml以上，限制烟酒、坚持运动和控制体重等。积极治疗与血尿酸升高相关的代谢性及心血管危险因素。开展患者医学教育，提高治疗依从性。

　　2. 高尿酸血症的治疗　高尿酸血症患者的血尿酸应控制在<360 μmol/L，对于既往发生过痛风的患者，血尿酸宜<300 μmol/L。目前临床常见降尿酸药物有抑制尿酸生成的药物和增加尿酸排泄的药物两类。

　　（1）抑制尿酸生成药物　代表药物为别嘌醇，属黄嘌呤氧化酶抑制剂，通过抑制黄嘌呤氧化酶的活性，使尿酸生成减少。

　　适应证：①原发性或继发性痛风的治疗。②用于治疗伴有或不伴有痛风症状的尿酸性肾病。③用于治疗反复发作性尿酸结石。

　　禁忌证：对别嘌呤醇过敏者，严重肝、肾功能不全者，明显血细胞低下者，孕妇、备孕妇女以及哺乳期妇女禁用。

　　用法及用量：小剂量起始，逐渐加量。严重者每日可用至600 mg。维持量成人每次100~200 mg，每日2~3次。肾功能下降时应减量。

　　不良反应：包括胃肠道症状、皮疹、肝损害、骨髓抑制等。密切监测别嘌醇的超敏反应。需注意的是别嘌醇的严重不良反应与所用剂量相关，如用最小有效剂量能够使血尿酸达标，尽量不增加剂量。

　　（2）增加尿酸排泄的药物　代表药物为苯溴马隆。苯溴马隆可抑制尿酸盐在肾小管的

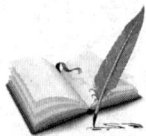

主动再吸收，亦可促进已形成的尿酸盐结晶的溶解，从而降低血尿酸。由于90%以上的高尿酸血症为肾脏尿酸排泄减少所致，促尿酸排泄药适用人群更为广泛。在使用这类药物时要注意多饮水和使用碱化尿液的药物，以促进尿酸排泄。

适应证：原发性和继发性高尿酸血症，痛风性关节炎间歇期等。长期使用对肾脏没有显著影响，可用于Ccr > 20 ml/min的肾功能不全患者。

禁忌证：①对本品过敏者。②严重肾功能损害者（Ccr低于20 ml/min）及患有严重肾结石的患者。③孕妇、备孕妇女以及哺乳期妇女禁用。

用法及用量：成人开始剂量为每次口服50 mg，每日1次，早餐后服用。用药1~3周检查血尿酸浓度。根据临床表现及血和尿尿酸水平调整药物用量，以最小有效量维持。

不良反应：可能出现胃肠不适、腹泻、皮疹等，但较为少见。

（3）碱化尿液药物　碱性尿有利于尿酸盐结晶溶解和从尿液排出，常用药物为碳酸氢钠，每次1 g，每日3次。常见不良反应为嗳气和继发性胃酸分泌增加，长期大量服用可引起碱血症，并因钠负荷增加诱发充血性心力衰竭和水肿。

3. 急性痛风性关节炎期的治疗　绝对卧床，抬高患肢。尽早治疗，防止迁延不愈。

（1）秋水仙碱　是治疗急性发作的有效药物，通过抑制炎症因子而缓解急性痛风性关节炎。一般首次剂量1 mg，随后0.5 mg/h或1 mg/2h，直到症状缓解，最大剂量每24小时不超过6 mg。90%的患者在48小时内疼痛缓解。秋水仙碱不良反应较多，主要是恶心、呕吐、腹胀、腹泻等胃肠道反应，也可引起骨髓抑制、肝损害、过敏和神经毒性等严重不良反应。不良反应与剂量相关，因其药物毒性现已少用。

（2）非甾体类抗炎药（NSAIDs）　各种NSAIDs均可有效缓解急性痛风症状，为急性痛风性关节炎的一线用药。常用药物有：①吲哚美辛，每次50 mg，每天3~4次；②双氯芬酸，每次50 mg，每天2~3次；③布洛芬，每次300 mg，每日早晚各1次。常见不良反应为胃肠道症状，有活动性消化性溃疡、消化道出血时禁用。

> **考点提示**
> 急性痛风性关节炎的治疗。

（3）糖皮质激素　治疗急性痛风有明显疗效，通常用于不能耐受NSAIDs和秋水仙碱或肾功能不全者。可应用中小剂量的糖皮质激素，口服泼尼松每日20~30 mg，3~4天后逐渐减量停药，疗程一般不超过2周，停药后容易出现"反跳"。

总的来说，急性痛风性关节炎首先推荐使用非甾体类抗炎药，其次推荐使用糖皮质激素口服或局部关节腔注射，秋水仙碱因其有效剂量和中毒剂量过于接近而被作为第三选择。

4. 间歇期及慢性期的治疗　维持血尿酸在目标水平是这两期的治疗目的，治疗方法同高尿酸血症的治疗，较大痛风石可经手术剔除。

八、预后

高尿酸血症与痛风是终身性疾病，无肾功能损害和关节畸形者可正常生活及工作，发生急性关节炎和关节畸形时会影响患者生活质量，若肾功能受损则预后欠佳。

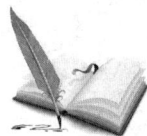

本章小结

　　高尿酸血症是嘌呤代谢障碍引起的代谢性疾病。高尿酸血症与痛风密切相关。高尿酸血症无明显临床表现，常用降尿酸药物有别嘌醇和苯溴马隆。当尿酸盐结晶沉积在关节滑膜、滑囊、软骨、肾脏及其他组织中引起的反复发作性炎性疾病时称为痛风，滑囊液和痛风石中找到有双折光针形尿酸钠结晶具有诊断意义。急性痛风性关节炎常用治疗药物为NSAIDs和糖皮质激素。

目标检测

扫码"练一练"

一、选择题

1. 关于高尿酸血症与痛风的区别，下列说法正确的是
   - A. 痛风的症状与高尿酸血症水平无关
   - B. 高尿酸血症与痛风是同一种疾病
   - C. 随年龄增长出现痛风的比率增加
   - D. 高尿酸血症与痛风持续时间无关
   - E. 痛风多发生在女性

2. 减少尿酸排泄，引起高尿酸血症的药物是
   - A. 吲哚美辛
   - B. 氢氯噻嗪
   - C. 苯溴马隆
   - D. 丙磺舒
   - E. 秋水仙碱

3. 痛风患者的饮食最应限制的食物是
   - A. 水果
   - B. 精米精面
   - C. 鸡蛋
   - D. 牛奶
   - E. 啤酒

4. 治疗急性痛风性关节炎的特效药物是
   - A. 碳酸氢钠
   - B. 别嘌醇
   - C. 苯溴马隆
   - D. 糖皮质激素
   - E. 秋水仙碱

5. 抑制尿酸生成的药物是
   - A. 碳酸氢钠
   - B. 别嘌醇
   - C. 苯溴马隆
   - D. 糖皮质激素
   - E. 秋水仙碱

二、思考题

痛风的诊断依据及治疗措施有哪些？

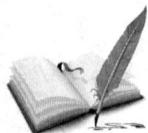

（董　靖）

第十五章　系统性红斑狼疮

扫码"学一学"

案例导入

患者，女，32 岁。关节疼痛 2 年、眼睑水肿 1 年多，反复口腔溃疡 2 个月。

2 年前患者无诱因出现双手近端指间关节及膝关节疼痛。1 年多前出现上眼睑水肿、脱发，外院查尿蛋白（＋＋＋）。2 个月前无明显诱因反复出现口腔溃疡，伴面部蝶形红斑、光过敏。

查体：T 37.4℃，P 86 次/分，R 18 次/分，BP 126/70 mmHg。神志清楚，颜面部可见蝶形红斑，口腔黏膜可见多发性溃疡；四肢近端肌肉压痛，肌力 Ⅱ~Ⅲ 级，远端肌力 Ⅴ 级。

实验室检查：血红蛋白 78 g/L，白细胞 5.2×10^9/L，血小板 120×10^9/L。尿常规示蛋白 5 g/L。血白蛋白 18 g/L，红细胞沉降率 98 mm/h。补体 C3 409 mg/L。ANA（＋），dsDNA（＋）。

问题：

1. 该患者目前诊断及诊断依据是什么？
2. 治疗原则是什么？

系统性红斑狼疮（systemic lupus erythematosus，SLE）是一种自身免疫介导的、以免疫性炎症为突出表现的弥漫性结缔组织病。血清中出现以抗核抗体为代表的多种自身抗体和多系统受累是 SLE 的两个主要临床特征。SLE 好发于育龄女性，多见于 15~45 岁年龄段，女：男为 7:1~9:1。SLE 全球平均患病率为（12~39）/10 万人；我国 SLE 的发病率为（30.13~70.41）/10 万人，妇女中则高达 113/10 万人。

考点提示

SLE 是一种常见的弥漫性结缔组织病，其特点是血清中出现大量以抗核抗体为代表的多种自身抗体，引起多系统受累的复杂临床表现。

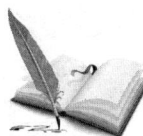

一、病因

（一）遗传

1. 流行病学及家系调查 SLE 患者一级亲属中再患 SLE 者 8 倍于普通家庭，单卵双胞胎 SLE 的发病率是异卵双胞胎的 5 ~ 10 倍。然而，大部分病例不显示有遗传性。

2. 易感基因 SLE 的发病与多个基因相关，目前推测多个基因与某些环境因素相互作用，改变了正常的免疫耐受性而致 SLE 发病。

（二）环境因素

1. 阳光 SLE 患者常于日光曝晒后发病，推测是因某些波长的紫外线使皮肤上皮细胞出现凋亡，新抗原暴露而成为自生抗原。

2. 药物 其中相关性较强的药物有氯丙嗪、肼屈嗪、异烟肼、甲基多巴、青霉胺、普鲁卡因胺和奎尼丁。

3. 其他因素 SLE 可能与某些感染尤其是病毒感染有关，任何过敏均可能使 SLE 病情加重或复发。

（三）雌激素

女性患者明显高于男性，在更年期前为 9∶1，儿童及老人降至 3∶1。妊娠常使 SLE 病情加重。

二、发病机制

外来抗原（如病原微生物、药物等）引起人体 B 细胞活化。易感者因免疫耐受性减弱，B 细胞通过交叉反应与模拟外来抗原的自身抗原相结合，并将抗原呈递给 T 细胞，使之活化，在 T 细胞活化刺激下，B 细胞产生大量不同类型的自身抗体，造成组织损伤。

（一）致病性自身抗体

这类自身抗体以 IgG 型为主，可以直接与靶组织或器官结合，导致其损害。

（二）致病性免疫复合物（IC）

IC 由自身抗体和相应的自身抗原相结合而成，IC 能够沉积在组织并激活补体系统，造成组织损伤。

（三）T 细胞和 NK 细胞功能失调

SLE 患者的 CD8$^+$T 细胞和 NK 细胞功能失调，不能抑制 CD4$^+$T 细胞的作用，因此在 CD4$^+$T 细胞的刺激下，B 细胞持续活化而产生自身抗体，使自身免疫持续存在。

三、病理

主要病理改变为炎症反应和血管异常，任何器官均可出现。中小血管因 IC 沉积或抗体直接侵袭而出现血管壁炎症和坏死，继发的血栓使管腔变窄，从而导致局部组织缺血和功能障碍。

四、临床病变

SLE 的病程多为慢性，症状多种多样，早期症状往往不典型。

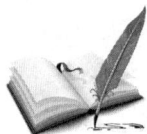

（一）全身表现

约 90% 的 SLE 患者在病程中出现发热，尤以低、中热为常见，伴有疲倦、乏力、食欲缺乏、体重下降等。

（二）皮肤与黏膜表现

高达 80% 的 SLE 患者会出现皮疹，以鼻梁及双颧部蝶形红斑，多无明显瘙痒，为 SLE 的特征性皮疹。口腔和鼻黏膜的无痛性溃疡较常见，常提示疾病活动。

> **知识链接**
>
> ### 系统性红斑狼疮常见皮疹
>
> 1. 狼疮特异性皮疹　a. 急性皮疹，如颧部红斑（蝶形红斑）；b. 亚急性皮疹，如丘疹鳞屑性红斑、环形红斑；c. 慢性皮疹，如盘状狼疮红斑（DLE）、狼疮性脂膜炎、黏膜狼疮、肿胀性狼疮、冻疮样狼疮等。
>
> 2. 非特异性皮疹　光敏感、复发性荨麻疹、甲周红斑、网状青斑、雷诺现象等。

（三）肌肉关节表现

关节痛是 SLE 常见症状之一，多为对称性外周多关节疼痛、肿胀，伴红肿者少见，以指、腕、膝关节最多见，关节 X 线片多无关节骨质破坏。部分 SLE 患者出现肌痛和肌无力，5%~10% 出现肌炎。有小部分患者在病程中出现股骨头坏死和骨梗死，可能是本病血管炎性病变和长期大剂量应用糖皮质激素共同作用的结果。

（四）浆膜炎

半数以上患者在病情活动期出现多浆膜炎，包括双侧中小量胸腔积液、中小量心包积液。

（五）肾脏表现

27.9%~70% 的 SLE 患者会出现肾脏受累，中国 SLE 患者以肾脏受累为首发表现的约 25.8%。肾脏受累主要表现为蛋白尿、血尿、管型尿、水肿、高血压乃至肾衰竭。平滑肌受累者可出现输尿管扩张和肾盂积水。应做肾组织活检明确病理分型。

（六）心血管表现

患者常出现心包炎，可为纤维蛋白性心包炎或渗出性心包炎，偶见心包填塞。可出现疣状心内膜炎，可脱落引起栓塞，或并发感染性心内膜炎。约 10% 患者有心肌损害，可有气促、心前区不适、心律失常，严重者可发生心力衰竭导致死亡。SLE 还可出现冠状动脉受累，表现为心绞痛和心电图缺血性改变，甚至出现急性心肌梗死。

（七）肺部表现

约 35% 的患者有浆膜炎所致的胸腔积液，多为中小量、双侧、渗出性积液。狼疮性肺炎表现为发热、干咳、气促，肺 X 线可见片状浸润阴影，多见于双下肺，有时与肺部继发感染很难鉴别。发生间质性肺疾病时，表现为活动后气促、干咳、低氧血症，肺功能检查常显示弥散性肺通气功能下降。约 2% 患者合并弥漫性肺泡出血（DAH），病情凶险，病死

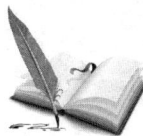

率高达50%以上；临床主要表现为咳嗽、咯血、低氧血症、呼吸困难，胸片显示弥漫性肺浸润，血红蛋白下降及血细胞比容减低等常见特征性表现；患者肺泡灌洗液呈血性，或其内发现大量充满含铁血黄素的巨噬细胞对于DAH的诊断具有重要意义。10%~20%SLE患者存在肺动脉高压，其发生机制包括肺血管炎、雷诺现象、肺栓塞和广泛肺间质病变。

（八）神经系统表现

神经精神狼疮（NP-SLE），又称"狼疮脑病"。轻者仅有偏头痛、性格改变、记忆力减退或轻度认知障碍；重者可表现为脑血管意外、昏迷、癫痫持续状态等。少数患者出现脊髓损伤，表现为截瘫、大小便失禁等。有NP-SLE表现的均为病情活动者。中枢神经受累者腰椎穿刺检查一部分患者颅内压升高，脑脊液蛋白量增高，白细胞数增多，少数病例葡萄糖量减少。影像学检查对NP-SLE诊断有帮助。

（九）血液系统表现

活动性SLE患者中血红蛋白下降、白细胞和（或）血小板减少常见。约20%患者有无痛性轻或中度淋巴结肿大，以颈部和腋下为多见。淋巴结病理表现多为淋巴组织反应性增生，少数为坏死性淋巴结炎。约15%患者有脾大。

（十）消化系统表现

约30%患者有食欲减退、恶心、呕吐、腹痛或腹水等，甚至以之为首发表现。约40%患者血清转氨酶升高，肝不一定肿大，一般不出现黄疸。少数活动期患者可并发急腹症，如胰腺炎、肠出血、肠坏死和麻痹性肠梗阻，可能与肠壁和肠系膜的血管炎有关。有消化道症状者首先除外继发的各种常见感染、药物不良反应等病因。

（十一）抗磷脂抗体综合征（APS）

SLE可继发APS，临床表现为反复动脉和静脉血栓形成、习惯性流产、血小板减小、皮肤网状青斑和心瓣膜赘生物等，患者血清中多次检出高滴度抗磷脂抗体。

（十二）干燥综合征（SS）

约有30%的SLE并存SS，表现为唾液腺和泪腺功能不全。

（十三）眼部表现

约有15%的SLE患者可出现眼底病变，如出血、视乳头水肿、视网膜渗出和出血等。其原因是视网膜血管炎，且血管炎可累及视神经，两者均影响视力，重者可数日内致盲。早期治疗，多数可逆转。

五、实验室及其他检查

（一）一般检查

血、尿常规的异常代表血液系统和肾受损。血沉增快提示疾病活动。

（二）自身抗体

患者血清中存在多种自身抗体，其临床意义是SLE诊断的标记、疾病活动性的指标及可能出现的临床亚型。常见的自身抗体依次为抗核抗体谱、抗磷脂抗体和抗组织细胞抗体。

1. 抗核抗体谱 出现在SLE的有抗核抗体（ANA）、抗双链DNA（dsDNA）抗体、抗

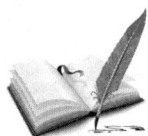

可提取核抗原（ENA）抗体。

（1）ANA　见于约98%的SLE患者，特异性较低，其阳性不能作为SLE与其他结缔组织病的鉴别。

（2）抗dsDNA抗体　是诊断SLE的标记性抗体之一，特异性达95%，多出现在SLE的活动期，其滴度与疾病活动性密切相关。

（3）抗ENA抗体谱　是一组临床意义不同的抗体。

抗Sm抗体：是诊断SLE的标记性抗体之一，其特异性99%，但敏感性仅25%，且与病情活动无关。

抗RNP抗体：阳性率40%，对SLE诊断特异性不高，往往与SLE的雷诺现象、肌炎相关。

抗SSA（Ro）抗体：往往出现在SLE合并干燥综合征，与新生儿狼疮相关。

抗SSB（La）抗体：其临床意义与抗SSA抗体相同，但阳性率低于SSA（Ro）抗体。

抗rRNP抗体：血清中出现本抗体代表SLE的活动，同时往往提示有NP-SLE或其他重要内脏的损害。

2. 抗磷脂抗体　包括抗心磷脂抗体、狼疮抗凝物、梅毒血清试验假阳性等对自身不同磷脂成分的自身抗体。有助于SLE继发性APS的诊断。

3. 抗组织细胞抗体　抗红细胞膜抗体，现以Coombs试验测得。抗血小板相关抗体导致血小板减少，抗神经元抗体多见于NP-SLE。

4. 其他　有少数患者血清可出现类风湿因子（RF）和抗中性粒细胞胞浆抗体（ANCA）。

（三）补体

目前常用的有总补体（CH50）、C3和C4的检测。补体低下，尤其是C3低下常提示SLE活动。

（四）狼疮带试验

用免疫荧光法检测皮肤的真皮和表皮交界处有否免疫球蛋白（Ig）沉积带。SLE的阳性率约50%，狼疮带试验阳性代表SLE活动。

（五）肾活检病理

对狼疮肾炎的诊断、治疗和预后估计均有价值，尤其对指导狼疮肾炎治疗有重要意义。如肾组织以慢性病变为主，而活动性病变少者，则对免疫抑制剂治疗反应差；反之，治疗反应较好。

（六）影像学检查

MRI和CT可发现患者脑血管和脑实质早期病变，胸部高分辨CT有助于肺间质性病变的发现和随访。超声心动图对心包积液、心肌病变、心瓣膜病变、肺动脉高压等有较高敏感性。

> **考点提示**
>
> SLE常用检查的临床意义。

六、诊断与鉴别诊断

（一）诊断标准

SLE国际协作组（SLICC）在美国风湿病学会（ACR）1997年推荐的SLE分类标准的

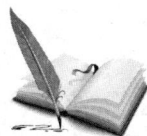

基础上，于 2012 年发表了新的分类标准。该分类标准包括 11 项临床标准和 6 项免疫学标准。

1. 临床标准

（1）急性或亚急性皮肤狼疮。

（2）慢性皮肤型狼疮。

（3）口鼻部溃疡。

（4）脱发。

（5）关节炎。

（6）浆膜炎　胸膜炎和心包炎。

（7）肾脏病变　尿蛋白/肌酐 >0.5 mg/mg（随机），或尿蛋白定量（24 小时）>0.5 g 或有红细胞管型。

（8）神经病变　癫痫、精神病、多发性单神经炎、脊髓炎、外周或颅神经病变、急性精神混乱状态。

（9）溶血性贫血。

（10）白细胞减少　至少一次白细胞减少（$<4 \times 10^9$/L）或淋巴细胞减少（$<1 \times 10^9$/L）。

（11）血小板减少　至少一次血小板减少（$<100 \times 10^9$/L）。

2. 免疫学标准

（1）ANA 阳性。

（2）抗 dsDNA 抗体阳性　ELISA 方法需 2 次阳性。

（3）抗 Sm 抗体阳性。

（4）抗磷脂抗体阳性　狼疮抗凝物阳性，或梅毒血清学试验假阳性，或中高水平阳性的抗心磷脂抗体，或抗 β_2 糖蛋白 I 抗体阳性。

（5）补体降低　C3、C4 或 CH50 降低。

（6）直接抗人球蛋白试验（Coombs）阳性（无溶血性贫血）。

满足以上 4 项，包括至少 1 项临床标准和 1 项免疫学标准；或肾活检证实狼疮肾炎，同时 ANA 阳性或抗 dsDNA 抗体阳性，可诊断。该标准敏感性达到 97%，特异性 84%。

（二）鉴别诊断

SLE 存在多系统累及，每种临床表现均须与相应的各系统疾病相鉴别，如多关节炎需与类风湿关节炎相鉴别，NP－SLE 需与中枢神经系统感染鉴别。SLE 可出现多种自身抗体及不典型临床表现，尚须与其他结缔组织病和系统性血管炎等鉴别。如长期服用有些药物（如异烟肼），可引起类似 SLE 表现（药物性狼疮），但极少有神经系统表现和肾炎，一般抗 dsDNA 抗体、抗 Sm 抗体阴性，血清补体正常可鉴别。

（三）SLE 病情的判断

诊断明确后则要判定患者的病情以便采取相应的治疗，可以根据以下三方面来判定。

1. 疾病的活动性或急性发作　有多种标准做这方面的评估。现有 SLEDAI、SLAM、SIS、BILAG 等积分表，较为简明实用的为 SLEDAI 积分表（表 15－1）。

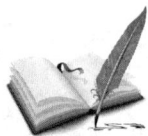

表 15－1 临床 SLEDAI 积分表

临床表现	积分
癫痫发作：最近开始发作的，除外代谢、感染、药物所致	8
精神症状：严重紊乱干扰正常活动。除外尿毒症、药物影响	8
器质性脑病：智力的改变伴定向力、记忆力或其他智力功能的损害并出现反复不定的临床症状。至少同时有以下两项：感觉紊乱、不连贯的松散语言、失眠或白天瞌睡、精神运动性活动↑或↓。除外代谢、感染、药物所致	8
视觉障碍：SLE 视网膜病变，除外高血压、感染、药物所致	8
颅神经病变：累及颅神经的新出现的感觉、运动神经病变	8
狼疮性头痛：严重持续性头痛，麻醉性止痛药无效	8
脑血管意外：新出现的脑血管意外。应除外动脉硬化	8
脉管炎：溃疡、坏疽、有触痛的手指小结节、甲周碎片状梗塞、出血或经活检、血管造影证实	8
关节炎：2 个以上关节痛和炎性体征（压痛、肿胀、渗出）	4
肌炎：近端肌痛或无力伴 CPK↑，或肌电图改变或活检证实	4
管型尿：HB、颗粒管型或 RBC 管型	4
血尿：RBC＞5/HP，除外结石、感染和其他原因	4
蛋白尿：＞0.5g/24h，新出现或近期↑	4
脓尿：WBC＞5/HP，除外感染	4
脱发：新出现或复发的异常斑片状或弥散性脱发	2
新出现皮疹：新出现或复发的炎症性皮疹	2
黏膜溃疡：新出现或复发的口腔或鼻黏膜溃疡	2
胸膜炎：胸膜炎性胸痛伴胸膜摩擦音、渗出或胸膜肥厚	2

注：SLEDAI 积分对 SLE 病情的判断时，0～4 分基本无活动；5～9 分轻度活动；10～14 分中度活动；≥15 分重度活动。

2. 病情的严重性 依据受累器官的部位和程度不同，SLE 可分为轻型 SLE 和重型 SLE。狼疮危象指急性的危及生命的重症 SLE，包括急进性狼疮性肾炎、严重的中枢神经系统损害、重度溶血性贫血、血小板减少性紫癜、粒细胞缺乏症、严重的心脏损害、严重的狼疮性肺炎、重症狼疮性肝炎和严重的血管炎。

3. 并发症 有肺部或其他部位感染、高血压、糖尿病等则往往使病情加重。

七、治疗

目前 SLE 尚不能根治，但经合理治疗后可以达到长期缓解。糖皮质激素（以下简称激素）联合免疫抑制剂依然是主要治疗策略。SLE 的治疗原则是急性期及早用药，积极诱导病情缓解；病情缓解后采用维持巩固治疗使其长期维持于稳定状态，保护重要脏器功能并减少药物副作用。应重视 SLE 的并发症的预防及治疗。

（一）一般治疗

包括进行患者教育，使之对疾病树立正确认识和乐观情绪；急性活动期需要加强休息，病情稳定的慢性患者可适当工作，但注意勿过劳；及早发现和治疗感染；避免长期使用可能诱发狼疮的药物，如避孕药等；避免强阳光曝晒和紫外线照射；缓解期才可作防疫注射，尽量避免采用活疫苗。

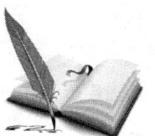

（二）糖皮质激素

一般选用泼尼松或甲泼尼龙，鞘内注射时用地塞米松。

对不甚严重病例，可先试用泼尼松 0.5 ~ 1 mg/kg，晨起顿服，病情稳定后 2 周或疗程 8 周内，开始以每 1 ~ 2 周减 10% 的速度缓慢减量，减至小于每日 0.5 mg/kg 后，减药速度按病情适当调慢；如果病情允许，维持治疗的激素剂量尽量小于泼尼松 10 mg/d。长期使用会出现向心性肥胖、血糖升高、高血压、诱发感染、股骨头坏死和骨质疏松等。

激素冲击疗法：用于急性暴发性危重 SLE，如急进性肾衰竭、NP – SLE 的癫痫发作或明显精神症状、严重溶血性贫血。即用甲泼尼龙 500 ~ 1000 mg，溶于 5% 葡萄糖 250 ml 中，缓慢静脉滴注，每天 1 次，连用 3 天为 1 个疗程，接着使用如上所述的大剂量泼尼松；如病情需要，1 周后可重复使用，这样能较快控制 SLE 暴发。

（三）免疫抑制剂

活动程度较严重的 SLE，应同时给予大剂量激素和免疫抑制剂，后者常用环磷酰胺（CTX）或硫唑嘌呤。加用免疫抑制剂有利于更好地控制 SLE 活动、减少 SLE 暴发、减少激素用量、显著减少肾衰竭的发生。

1. 环磷酰胺 CTX 冲击疗法，每次剂量 0.5 ~ 1 g/m² 体表面积，加入 0.9% 氯化钠溶液 250 ml 内，静脉缓慢滴注，时间要超过 1 小时；除病情危重每 2 周冲击 1 次外，通常每 4 周冲击 1 次，冲击 8 次后，如病情明显好转（如尿蛋白转阴），则改为每 3 个月冲击一次，至活动静止后至少 1 年，可停止冲击。CTX 口服剂量为每日 1 ~ 2 mg/kg，分 2 次服。冲击疗效比口服疗效好。CTX 有胃肠道反应、脱发、肝损害等不良反应，尤其是白细胞减少，应定期检查，当白细胞 $< 3 \times 10^9$/L 时暂停使用。

2. 硫唑嘌呤 适用于中等度病例，脏器功能恶化缓慢者。剂量每日 1 ~ 2 mg/kg。主要不良反应是骨髓抑制、肝损害、胃肠道反应等。

3. 环孢素 每日 5 mg/kg，分 2 次口服，服用 3 个月。以后每月减少 1 mg/kg，至 3 mg/kg 作维持治疗。其主要不良反应为肾、肝损害，使用期间应予监测。在需用 CTX 的病例，由于血白细胞减少而暂不能使用者，可用本药替代。

4. 吗替麦考酚酯（MMF） 其活性代谢物为霉酚酸酯，为次黄嘌呤单核苷酸脱氢酶抑制剂，可抑制淋巴细胞活化。剂量为每日 1 ~ 2 g/kg，分 2 次口服。MMF 对白细胞、肝肾功能影响小。

5. 抗疟药 羟氯喹每次 0.1 ~ 0.2 g，每日 2 次。氯喹每次 0.25 g，每日 1 次，对皮疹关节痛及轻型患者有效。抗疟药对血象、肝肾功能影响很小，久服后可能对视力有一定影响，氯喹可造成心肌损害。

6. 雷公藤多苷 每次 20 mg，每日 3 次。对本病有一定疗效。主要不良反应为对性腺的毒性，可发生停经、精子减少；尚有肝损害、胃肠道反应、白细胞减少等。

（四）其他药物治疗

静脉注射大剂量免疫球蛋白（IVIG），适用于某些病情严重或（和）并发全身性严重感染者，对重症血小板减少性紫癜有效；一般每日 0.4 g/kg，静脉滴注，连续 3 ~ 5 天为一个疗程。也可使用血浆置换治疗。近年来生物制剂也逐渐应用于 SLE 的治疗，如抗 B 淋巴细胞刺激因子的全人源化抗体、贝利木单抗和利妥昔单抗。

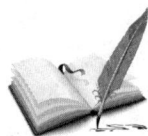

（五）控制并发症及对症治疗

根据病情选择治疗方案。

1. 轻型 以皮损和（或）关节痛为主，可选用羟氯喹（或氯喹），辅以非甾体类抗炎药（NSAIDs），如双氯酚酸、洛索洛芬、塞来昔布等。治疗无效应早服激素，每日量为泼尼松 0.5 mg/kg。

2. 一般型 有发热、皮损、关节痛及浆膜炎，并有轻度蛋白尿，宜用泼尼松，每日量为0.5~1 mg/kg。

3. 狼疮肾炎 ①轻度肾脏损害：尿蛋白轻微（<1 g/d），病理表现为 Ⅰ 型或 Ⅱ 型者仅给予对症治疗，无须特殊处理，但要注意控制肾外狼疮病变活动。②局灶增生性 LN：可继续给予对症治疗或小剂量激素和（或）CTX，以控制 LN 活动和阻止病理类型进展。③膜性 LN：表现为肾病综合征者需使用大剂量激素（每天 1 mg/kg 泼尼松）联合免疫抑制剂治疗。④弥漫增殖性和严重局灶增殖性 LN：对处于急性期，病情明显活动的患者，应先给予诱导疗法，待病情稳定，疾病活动得到控制后转入维持治疗。

4. NP-SLE 甲泼尼龙冲击疗法和泼尼松每日 1 mg/kg，同时 CTX 冲击治疗，也可选用鞘内注射地塞米松 10 mg 及甲氨蝶呤 10 mg，每周一次。有抽搐者同时给予抗癫痫药、降颅压等支持对症治疗。

5. 溶血性贫血或（和）血小板减少 予甲泼尼龙冲击疗法和泼尼松每日 1 mg/kg，根据病情加用 IVIG。

6. 抗磷脂抗体综合征 予抗血小板药及华法林治疗。

7. 缓解期 病情控制后，尚需接受长期维持治疗。应使用不良反应最少的药物和用量最小有效剂量，抑制疾病复发，例如可每日晨服泼尼松 5~10 mg。

八、SLE 与妊娠生育

病情处于缓解期达半年以上者，一般能安全地妊娠，并分娩出正常婴儿。非缓解期的 SLE 患者妊娠出现流产、早产、死胎和诱发母体 SLE 病情恶化的危险增高约30%，故应避孕。妊娠前 3 个月至妊娠期应用 CTX、甲氨蝶呤、硫唑嘌呤者，均可影响胎儿生长发育，必须停用至少 3 个月方能妊娠。激素通过胎盘时被灭活（地塞米松和倍他米松例外）不会对胎儿有害，妊娠时及产后 1 个月可按病情需要给予激素治疗。产后避免哺乳。

九、预后

随着 SLE 早期诊断的手段增多和治疗水平的提高，SLE 预后已明显改善。目前，SLE 患者的生存期已从 50 年代50%的 4 年生存率提高至80%的 15 年生存率，10 年存活率也达90%以上。急性期患者的死亡原因主要是 SLE 的多脏器严重损害和感染，尤其是伴有严重神经精神性狼疮和急进性狼疮性肾炎者。慢性肾功能不全，肺动脉高压和药物（尤其是长期使用大剂量激素）的不良反应，包括感染和早发性动脉粥样硬化等，是 SLE 远期死亡的主要原因。

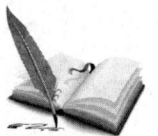

本章小结

　　SLE 是以多器官组织损害为特点的自身免疫性疾病，临床表现缓急轻重不一，多见皮肤、关节、肾脏、血液、神经系统损害和多浆膜腔炎等，多组自身抗体阳性和补体下降。诊断应考虑动态性、多系统性损害和免疫学异常指标，并排除其他弥漫性结缔组织病等。一经确诊，应根据病情选择使用非甾体类抗炎药、抗疟药、糖皮质激素和免疫抑制剂等治疗，以改善预后。

目标检测

一、选择题

1. SLE 是一种

 A. 感染性疾病   B. 自身免疫性疾病

 C. 传染性疾病   D. 遗传性疾病

 E. 以上都不是

2. 下列与 SLE 的发病无关的是

 A. 遗传因素   B. 病毒感染

 C. 紫外线   D. 雌激素

 E. 败血症

3. SLE 脏器损害最常见于

 A. 心   B. 肺

 C. 肝   D. 脾

 E. 肾

4. SLE 发病年龄多见于

 A. 婴儿   B. 儿童

 C. 育龄妇女   D. 中老年男性

 E. 老年人

5. 患者，女，32 岁。面部蝶形红斑、多关节痛、口腔溃疡 2 个月，发热 1 周。ANA（+），抗 Sm 抗体（+），抗 SSA 抗体（+），血尿常规正常，胸片正常，目前无感染证据。最佳治疗方案是

 A. 泼尼松 1 mg/kg + NSAIDs + 羟氯喹   B. 泼尼松 2 mg/kg 以上

 C. 泼尼松 1 mg/kg + CTX   D. 泼尼松 1 mg/kg + NSAIDs + CTX

 E. 泼尼松 1 mg/kg + NSAIDs + 抗生素

6. SLE 药物治疗首选

 A. 青霉胺   B. 泼尼松

 C. 布洛芬   D. 硫唑嘌呤

 E. 环磷酰胺

扫码"练一练"

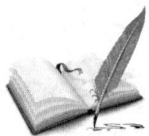

7. 患者，女，28 岁。因第三次左下肢深静脉血栓就诊，既往有两次自然流产史。实验室检查显示 PT 延长。最可能的诊断是

    A. 网状青斑　　　　　　　　B. 抗磷脂抗体综合征

    C. 多发性大动脉炎　　　　　D. 结节性多动脉炎

    E. 显微镜下多动脉炎

8. 患者，女，27 岁。诊断为 SLE 3 年，病情不稳定。近来无明显诱因下出现持续性严重头痛，血压正常，不发热，神志清醒，头颅 CT 未见异常，各种止痛治疗无效。最佳的治疗方案是

    A. 大剂量激素冲击　　　　　B. 大剂量 CTX 冲击

    C. 口服激素加量　　　　　　D. 甘露醇静滴

    E. NSAIDs

9. 患者，男，32 岁，农民。面部水肿，乏力 1 个月。双耳郭可见冻疮样皮疹，双手指、足趾掌侧可见充血性红斑，尿蛋白（＋＋＋＋），颗粒管型（＋＋），ANA（＋）H 型，抗 SSA 抗体（＋）。最可能的诊断是

    A. 干燥综合征　　　　　　　B. 慢性肾炎

    C. 急进性肾炎　　　　　　　D. SLE

    E. SLE ＋ 干燥综合征

10. 患者，女，30 岁。全身关节痛伴反复发热 3 个月，咽喉痛，口腔溃疡，肌无力，尿蛋白（＋＋），首选诊断为

    A. 类风湿关节炎　　　　　　B. 系统性红斑狼疮

    C. 多发性肌炎　　　　　　　D. 上呼吸道感染

    E. 风湿性关节炎

二、思考题

1. 简述 SLE 患者的临床表现及诊断依据。

2. 简述 SLE 患者常用治疗药物及不良反应。

（魏永平）

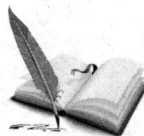

第十六章 类风湿关节炎

学习目标

1. **掌握** 类风湿关节炎的临床表现及分类标准。
2. **熟悉** 类风湿关节炎的鉴别诊断和治疗原则。
3. **了解** 类风湿关节炎的病因和发病机制。
4. 学会通过临床表现结合辅助检查对类风湿关节炎进行诊治。
5. 具有通过病因、病理、临床表现分析疾病诊治原则的能力。
6. 具有尊重类风湿关节炎患者、保护患者隐私及预防医疗事故发生的意识。

案例导入

患者，女，62岁。反复关节疼痛8年，加重1周。

8年前，患者无明显诱因出现关节疼痛，以双侧掌指关节、近端指间关节、腕关节肿痛为主，伴有晨僵，自行服用"止痛药"，关节疼痛可缓解，但反复发作。1周前患者上述关节肿痛复发加重，并伴有膝关节、踝关节肿痛，双手活动受限。近半年体重下降6 kg。

查体：T 37.6℃，P 80次/分，R 16次/分，BP 120/70 mmHg。双手呈尺侧偏曲，左侧肘关节处可扪及一约黄豆大小结节，质中，无压痛，可活动。双侧膝关节、踝关节肿胀明显，伴压痛，活动受限。

辅助检查：Hb 108 g/L，ESR 58 mm/h，RF（+），抗CCP抗体（+），抗核抗体（−），抗"O"正常。X线检查：双侧膝关节周围软组织肿胀，关节腔变窄。

问题：

1. 诊断及诊断依据是什么？
2. 治疗原则是什么？

类风湿关节炎（rheumatoid arthritis，RA）是一种以对称性、多关节炎为主要表现的慢性全身性自身免疫性疾病。确切病因不明。基本病理改变为滑膜炎、血管翳形成，并逐渐出现关节软骨和骨破坏，最终导致关节畸形和功能丧失。

一、流行病学

类风湿关节炎可发生于任何年龄，以30~50岁为发病高峰。女性多发，男女比例约1:4。我国大陆地区的类风湿关节炎发病率为0.42%，总患病人群约500万。患病率为0.2%~0.4%。

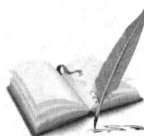

二、病因和发病机制

RA 的病因和发病机制尚不完全清楚。一般认为，本病是遗传易感因素、环境因素及免疫系统功能失调等各种因素综合作用的结果。

1. 环境因素 未证实有导致本病的直接感染因子，但目前认为一些感染如细菌、病毒等可通过活化 T、B 淋巴细胞和巨噬细胞，释放致炎因子，产生自身抗体，影响 RA 的发病和病情进展。感染因子某些成分也可通过分子模拟导致自身免疫性反应。

2. 遗传易感性 RA 的发病与遗传因素密切相关，RA 现症者的一级亲属患 RA 的概率为 11% 。对孪生子的调查结果表示：单卵孪生子同时患 RA 的概率为 12%~30% ，而双卵孪生子同时患 RA 的概率只有 4% 。许多地区及国家进行的研究发现 HLA-DR4 单倍型与 RA 的发病相关。

3. 免疫紊乱 近年来认为 RA 是免疫系统调节功能紊乱所致，以活化的 $CD4^+$ T 细胞核 MHC-Ⅱ型阳性的抗原递呈细胞浸润关节滑膜为特点的炎症反应性疾病。

> **考点提示**
> 免疫紊乱是 RA 主要的发病机制。

三、病理

RA 的基本病理改变是滑膜炎和血管炎。在急性期滑膜炎表现为渗出性和细胞浸润性。当病变进入慢性期时，滑膜变肥厚，形成绒毛样突起，突向关节腔内或侵入到软骨和软骨下骨质。绒毛又名血管翳，具有很强的破坏性，是造成关节破坏、畸形、功能障碍的病理基础。血管炎可发生在 RA 患者关节外的任何组织，为全层动脉炎，管壁有淋巴细胞浸润、纤维素沉着，内膜有增生，可引起栓塞。类风湿结节是血管炎的一种表现。

> **考点提示**
> RA 的基本病理改变是滑膜炎和血管炎，滑膜炎是关节表现的基础，血管炎是关节外表现的基础。

四、临床表现

RA 起病隐匿，在出现明显关节症状前可有低热，少数患者可有高热、乏力、全身不适、体重下降等症状，以后逐渐出现典型关节症状。少数患者急剧起病，在数天内出现多个关节症状。

（一）关节表现

1. 晨僵 晨起后关节及其周围僵硬感，称"晨僵"。持续时间超过 1 小时者临床意义大。晨僵出现在 95% 的 RA 患者，常被作为观察疾病活动的指标之一，但主观性很强。

> **考点提示**
> RA 的关节受累表现。

2. 关节痛与压痛 关节痛往往是最早的症状，常出现的部位为腕、掌指、近端指间关节，其次是足趾、膝、踝、肘、肩等关节。大多数患者为对称性的多关节炎，少数患者最初症状为单一的关节痛或关节炎。疼痛关节往往伴有压痛，受累关节的皮肤可出现褐色色素沉着。

3. 关节肿胀 多因关节腔积液或关节周围软组织炎症引起，病程长者可因滑膜慢性炎症的肥厚而引起肿胀。关节肿时，局部温度增加，但表皮很少发红。近端指间关节肿胀使手指呈梭形。凡受累的关节均可肿胀，常见的部位为腕、掌指关节、近端指间关节、膝关节等，多呈对称性。

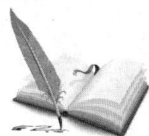

4. 关节畸形　晚期关节畸形是掌指关节的半脱位和手指向尺侧偏斜。近端指间关节过伸远端指间关节屈曲呈"天鹅颈"畸形，近端指间屈曲远端指间关节过伸呈"纽扣花样"畸形。重症患者关节呈纤维性或骨性强直，关节活动受限直至完全丧失功能，生活不能自理。

5. 特殊关节

（1）颈椎　可有寰枢椎半脱位、垂直脱位和下颈椎半脱位等，还可出现明显的骨质疏松，并常常发生压缩性骨折。临床表现为颈痛、活动受限，甚至因颈椎半脱位而出现脊髓受压。

（2）肩、髋关节　关节周围有肌腱等软组织包围，很难发现肿胀。最常见的症状是局部疼痛和活动受限，髋关节受累往往表现为臀部及下腰部疼痛。

（3）颞颌关节　也易累及，出现于1/4的RA患者，早期表现为讲话或咀嚼时疼痛加重，严重者有张口受限。

6. 关节功能障碍　美国风湿病学会根据影响患者生活的程度，将RA分为四级。Ⅰ级，能照常进行日常生活和各项工作；Ⅱ级，可进行一般的日常生活和某种职业工作，但参与其他项目活动受限；Ⅲ级，可进行一般的日常生活，但参与某种职业工作或其他项目活动受限；Ⅳ级，日常生活的自理和参与工作的能力均受限。

（二）关节外表现

1. 类风湿结节　是本病除关节症状外最常见的表现，可见于20%～30%的患者。多位于关节隆突及受压部位皮下，结节大小不一，质地偏硬，无压痛。其出现常提示疾病活动。

2. 呼吸系统　肺间质病变较多见，可伴有肺结节，晚期出现肺间质纤维化，胸腔积液。

3. 心脏　20%有心包炎，多不严重，心内膜炎和心肌炎罕见。

4. 肾脏　多继发于使用非甾体类抗炎药（NSAIDs）、金制剂后，出现肾小球肾炎，偶见淀粉样病变。

5. 神经系统　多发性周围神经病、腕管综合征，一般不累及中枢神经系统。

6. 血液系统　16%～65%有小细胞低色素性贫血，贫血程度与疾病活动度相关。部分患者可出现Felty综合征。

📖 **知识链接**

Felty 综合征

Felty综合征是指RA患者伴有脾大、中性粒细胞减少，有的有贫血和血小板减少。其中很多患者合并下肢溃疡、色素沉着、皮下结节、关节畸形、发热、乏力、食欲减退和体重下降等全身表现。RA患者出现Felty综合征并非都处于活动期。

7. 其他　胃肠道不适，可有上腹痛、恶心、食欲缺乏、甚至黑便，多与使用药物有关。眼部损害，多由血管炎导致。RA可继发干燥综合征。

五、实验室及其他检查

（一）血常规

有轻至中度贫血，病情活动可有血小板增高，白细胞总数及分类多正常。

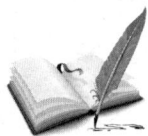

（二）血沉和C-反应蛋白

是 RA 中最常用于检测炎症或病情活动的指标。本身无特异性，且受多种因素的影响，在临床上需综合分析。

（三）自身抗体

1. 类风湿因子（RF） 见于约 70% 的患者，其滴度一般与 RA 的活动性和严重性成比例。但 RF 并非 RA 的特异性抗体，其他感染性、自身免疫性疾病及约 5% 的正常人也可以出现低滴度的 RF，RF 阴性者也不能排除 RA 诊断。

2. 抗环瓜氨酸多肽（抗 CCP 抗体） 在 RA 中抗 CCP 抗体的特异性高达 90% 以上，至少 60%～70% 的 RA 患者体内存在该抗体。RF 与抗 CCP 抗体联合检测可提高 RA 的诊断特异性。抗 CCP 抗体阳性患者放射性破坏的程度较抗体阴性者严重，是预后不良的因素之一。其他抗体还包括抗角蛋白抗体（AKA）、抗核周因子（APF）、抗 RA33 抗体等也与 RA 相关。

（四）免疫复合物和补体

70% 患者血清中出现各种类型的免疫复合物，尤其是活动期和 RF 阳性患者。在急性期和活动期，患者血清补体均有升高，有少数血管炎者出现低补体血症。

（五）关节滑液

关节滑液中白细胞明显增多，达 $(2～75)\times10^9/L$，且中性粒细胞占优势，其黏度差，含葡萄糖量低于血糖。

（六）关节影像学检查

1. X 线检查 对 RA 诊断、关节病变分期、病变演变的监测均很重要。初诊至少应摄手指及腕关节的 X 线片，早期可见关节周围软组织肿胀影、关节端骨质疏松（Ⅰ期）；进而关节间隙变窄（Ⅱ期）；关节面出现虫蚀样改变（Ⅲ期）；晚期可见关节半脱位和关节破坏后的纤维性和骨性强直（Ⅳ期）。诊断应有骨侵蚀或肯定的局限性或受累关节近旁明显脱钙。

2. 其他 关节 CT、MRI 及关节超声检查，有助于诊断早期 RA。

（七）类风湿结节的活检

类风湿结节的特征是结节中心纤维素样坏死，外周是上皮细胞浸润及纤维组织形成，有助于 RA 的诊断。

六、诊断与鉴别诊断

（一）诊断

2010 年 ACR 和欧洲抗风湿病联盟（EULAR）提出了新的 RA 分类标准（表 16-1）。该标准包括关节受累情况、血清学指标、滑膜炎持续时间和急性时相反应物 4 个部分，4 个部分评分的总得分 6 分以上可确诊 RA。

考点提示

RA 的诊断标准。

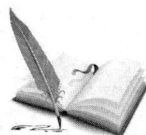

表 16-1 2010 年 ACR/EULAR 的 RA 分类标准

项目	评分
关节受累情况（0~5分）	
1 个中到大关节	0 分
2~10 个中大关节	1 分
1~3 个小关节	2 分
4~10 个小关节	3 分
超过 10 个小关节	5 分
血清学（0~3分）	
RF 和抗 CCP 抗体均阴性	0 分
RF 或抗 CCP 抗体低滴度阳性	2 分
RF 或抗 CCP 抗体高滴度阳性	3 分
急性期反应物（0~1分）	
CRP 和 ESR 均正常	0 分
CRP 或 ESR 异常	1 分
症状持续时间（0~1分）	
<6 周	0 分
≥6 周	1 分

（二）鉴别诊断

RA 需与以下疾病进行鉴别。

1. 骨关节炎 多见于 50 岁以上者，主要累及双手远端指间关节及承重关节如膝、脊柱等，活动时关节痛加重，可有关节肿、积液，X 线片示关节边缘唇样增生或骨刺形成，关节软骨下骨质沉着硬化，大多数患者 ESR 正常，RF 阴性或低滴度阳性。

2. 风湿热 多发生于青少年，发病前多有咽痛史，关节痛为游走性，多累及四肢大关节，极少出现骨侵蚀及畸形。皮肤环形红斑、皮下结节，有心肌炎，心电图改变，ASO 效价高，RF 阴性。

3. 痛风性关节炎 是因尿酸盐结晶沉积于关节所致，多见于中老年男性。好发部位为第一跖趾关节，也可侵犯膝、踝、腕及手关节。慢性重症者可在关节周围和耳郭等部位出现痛风石。本病血清自身抗体阴性，而血尿酸水平大多增高。

4. 银屑病关节炎 该病以手指或足趾远端关节受累更常见，发病前或病程中出现银屑病皮肤或指甲改变，可有关节畸形，RF 阴性。

5. 强直性脊柱炎 本病以青年男性多发，主要侵犯骶髂关节及脊柱，血清学检查 HLA-B27 阳性，而 RF 阴性。

6. 其他疾病伴随的关节炎 干燥综合征、SLE 等其他风湿病均可有关节受累。但这些病多有相应的临床表现和特征性自身抗体，一般无骨侵蚀。不典型的 RA 还需与感染性关节炎、反应性关节炎等鉴别。

七、治疗

RA 的治疗原则为早期、规范治疗，定期监测与随访。RA 的治疗目标是达到疾病缓解

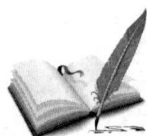

或低疾病活动度，即达标治疗，最终目的为控制病情、减少致残率，改善患者的生活质量。尽管 RA 不能根治，但通过达标治疗可有效缓解症状和控制病情。

（一）一般治疗

包括患者教育、休息、关节制动（急性期）、关节功能锻炼（恢复期）、物理疗法等。在急性期、有发热以及内脏受累的患者应卧床休息。症状基本控制后，可适当活动；休息或减轻工作量与治疗性锻炼相结合。饮食应含足量的蛋白质及维生素。

（二）药物治疗

治疗 RA 的常用药物分为五大类，即非甾体类抗炎药（NSAIDs）、改变病情抗风湿药（DMARDs）、糖皮质激素、生物制剂和植物药等。

1. NSAIDs 能改善关节炎症状，但不能控制病情，必须与 DMARDs 同服。常用 NSAIDs 药物如下：①塞来昔布，200～400 mg/d，分 1～2 次服用，有磺胺过敏者禁用；②美洛昔康，7.5～15 mg/d，分 1～2 次服用；③双氯芬酸，75～150 mg/d，分 2 次服用；④布洛芬，1.2～3.2 g/d，分 3～4 次服用。无论选择何种 NSAIDs，都应注意胃肠道反应为主的副作用。

2. DMARDs RA 诊断明确都应早期使用 DMARDs，药物选择和应用方案要根据患者病情的活动性、严重性和进展情况而定。常用的 DMARDs 如下。

（1）甲氨蝶呤（MTX） 为 RA 的首选药，也是联合治疗的基本药物。7.5～15 mg/w，口服、皮下、静脉或肌内注射均可。4～6 周起效，疗程至少半年。不良反应有肝损害、胃肠道反应、骨髓抑制、口角糜烂等，停药后多能恢复。

（2）来氟米特 口服 10～20 mg/d，每日 1 次。与 MTX 有协同作用，两者常联合使用。主要不良反应有腹泻、瘙痒、高血压、肝酶升高、皮疹、脱发和一过性白细胞下降等，服药初期应定期查肝功能和白细胞。因有致畸作用，故孕妇禁用。

（3）柳氮磺吡啶 口服 0.25 g，每日 2 次，如无不良反应，每 5 天增加 0.25 g，1～2 个月后增至 1～2 g/d。主要不良反应为白细胞和血小板减低。

（4）抗疟药 羟氯喹 200～400 mg/d，3～6 个月起效。可能在视网膜蓄积，服药期间应定期进行眼科检查，其他不良反应有心律失常、头晕、头痛、瘙痒和耳鸣等。

3. 糖皮质激素 能迅速缓解关节疼痛、肿胀，在关节炎急性发作或伴有心、肺、眼和神经系统等器官受累的重症患者，可予短效激素，其剂量依病情严重程度而调整。使用激素治疗 RA 的原则是小剂量、短疗程。使用激素必须同时应用 DMARDs，低至中等量的糖皮质激素与 DMARDs 联合应用在治疗初始阶段对控制病情有益，并应根据病情尽快递减糖皮质激素用量至停用。在激素治疗过程中，应补充钙剂和维生素 D。关节腔注射激素有利于减轻关节炎症状，改善关节功能，一年内不宜超过 3 次，以减少感染风险，避免发生类固醇晶体性关节炎。

4. 生物制剂 生物制剂靶向治疗是目前治疗 RA 快速发展的治疗方法，疗效显著，其中包括 TNF－α 拮抗剂、IL－1 拮抗剂、IL－6 拮抗剂、CD20 单抗、细胞毒 T 细胞活化抗原－4 抗体等。如最初 DMARDs 方案治疗未能达标，或存在预后不良因素时应考虑加用生物制剂。

5. 植物药制剂 常用制剂包括：①雷公藤多苷，30～60 mg/d，分 3 次服用，其不良反

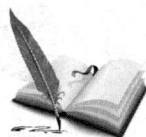

应主要为对性腺的毒性。②青藤碱，60 mg，饭前口服，每日 3 次，常见不良反应有皮肤瘙痒、皮疹等过敏反应，少数患者出现白细胞减少。③白芍总苷，0.6 g，每日 2 ~ 3 次。其不良反应有大便次数增多、轻度腹痛、纳差等。

（三）手术治疗

滑膜切除剥离血管翳，可减轻关节疼痛、肿胀，防止软骨破坏。晚期病例可行关节成形术或人工关节置换，以减少疼痛，矫正畸形，改善关节功能。

八、预后

RA 病程多迁延不愈，在病程 2 ~ 3 年内即可致残，关节破坏率达 70%。影响预后的因素包括性别、发病早晚及病情和相关实验室指标等。RA 死亡率较低，有关的死亡原因主要有内脏血管炎、感染和肺间质纤维化等。

本章小结

本章介绍了类风湿关节炎的病因及发病机制、病理改变、临床表现、实验室检查、诊断及鉴别诊断和治疗原则。RA 是一个异质性疾病，以小关节对称性受累最为常见，病情迁延，致残率高，应强调早期诊断和早期、联合、规范慢作用药物治疗，以期改善预后。

目标检测

扫码"练一练"

一、选择题

1. 类风湿关节炎晨僵时间一般大于
   A. 15 分钟 　　　　　　B. 30 分钟
   C. 45 分钟 　　　　　　D. 60 分钟
   E. 120 分钟

2. 下列为类风湿关节炎最早关节表现的是
   A. 关节晨僵 　　　　　　B. 关节肿
   C. 关节痛 　　　　　　D. 关节压痛
   E. 关节畸形

3. 下列不是类风湿关节炎关节痛特点的是
   A. 对称性 　　　　　　B. 持续性
   C. 游走性 　　　　　　D. 反复性
   E. 时轻时重

4. 类风湿关节炎最常出现的部位是
   A. 腕、掌指、近端指间关节 　　B. 踝关节
   C. 跖趾关节 　　　　　　D. 肘关节
   E. 膝关节

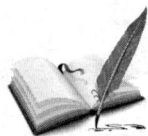

5. 患者，女，58 岁。反复双手关节疼痛 3 年，伴有晨僵，间断发热。查体：双侧腕关节、掌指关节肿胀明显，伴有压痛，X 线片检查提示双侧腕关节、掌指关节周围软组织肿胀，骨质疏松，最可能的诊断是

  A. 骨关节炎   B. 类风湿关节炎

  C. 系统性红斑狼疮   D. 风湿热

  E. 通风

6. 下列类风湿关节炎处理原则中，错误的是

  A. 急性期卧床休息   B. 大剂量抗生素治疗

  C. 给予消炎镇痛   D. 理疗及功能锻炼

  E. 抑制免疫反应

7. 类风湿关节炎缓解期最重要的护理是

  A. 观察病情变化   B. 给予营养丰富的饮食

  C. 指导关节治疗锻炼   D. 避免寒冷、潮湿等诱因

  E. 按医嘱服药

8. 类风湿关节炎下列关节外表现，不常见的是

  A. 类风湿结节   B. 肾炎

  C. 肺间质纤维化   D. 心包炎

  E. 神经炎

9. 对诊断类风湿关节炎及对关节病变的分期和判断病情较有价值的检查是

  A. 血沉   B. 红细胞计数

  C. 抗"O"   D. X 线检查

  E. RF 测定

10. 类风湿关节炎较特异的皮肤表现是

  A. 丘疹   B. 斑疹

  C. 类风湿结节   D. 紫癜

  E. 蝶形红斑

二、思考题

1. 简述 RA 的主要临床表现及诊断条件。

2. 简述 RA 的治疗措施。

（鲁　灵）

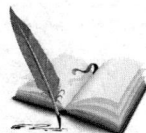

参考答案

第一章

1. B 2. B 3. A 4. E 5. C 6. B 7. E 8. A 9. C 10. E

第二章

1. B 2. A 3. A 4. D 5. A 6. D 7. D 8. B 9. D 10. B

第三章

1. E 2. D 3. C 4. E 5. E 6. C 7. B 8. B 9. A 10. A

第四章

1. E 2. B 3. C 4. B 5. A 6. D 7. B 8. D 9. C 10. C

第五章

1. D 2. A 3. C 4. D 5. B 6. E

第六章

1. B 2. A 3. D 4. E 5. C 6. D 7. D 8. A 9. B

第七章

1. B 2. C 3. D 4. C 5. A 6. A 7. C 8. B 9. B 10. C

第八章

1. A 2. E 3. D 4. A 5. A

第九章

1. B 2. A 3. C 4. A 5. B

第十章

1. B 2. C 3. B 4. B 5. B

第十一章

1. E 2. B 3. B 4. A 5. D

第十二章

1. A 2. E 3. A 4. A 5. C 6. C 7. B 8. C 9. C 10. D

第十三章

1. C 2. A 3. D 4. C 5. D

第十四章

1. C 2. B 3. E 4. E 5. B

第十五章

1. B 2. E 3. E 4. C 5. A 6. B 7. B 8. A 9. D 10. B

第十六章

1. D 2. A 3. C 4. A 5. B 6. B 7. C 8. E 9. E 10. C

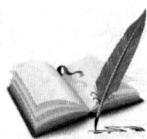

参考文献

[1] 葛均波，徐永健等．内科学［M］．第 8 版．北京：人民卫生出版社．2013．

[2] 丁浩．代谢、内分泌系统疾病诊疗技术［M］．北京：科学出版社．2014．

[3] 王卫平．儿科学［M］．第 8 版．北京：人民卫生出版社．2013．

[4] 中华医学会内分泌学分会．成人甲状腺功能减退症诊治指南［J］．中华内分泌代谢杂志，2017，33（2）：167 – 180．

[5] 中华预防医学会儿童保健分会新生儿疾病筛查学组．中华医学会儿科学分会内分泌遗传代谢学组学术会议，2011．

[6] 邝贺龄，胡品津．内科疾病鉴别诊断学［M］．第 5 版．北京：人民卫生出版社，2006．

[7] 宁光．内分泌学［M］．第 1 版．北京：中华医学电子音像出版社，2016．

[8] 中华医学会内分泌学分会．甲状腺结节和分化型甲状腺癌诊治指南［J］．中华内分泌代谢杂志，2012，28（10）：779 – 797．

[9] 李和，李继承．组织学与胚胎学［M］．北京：人民卫生出版社，2015．

[10] 周忠光．组织学与胚胎学［M］．北京：中国中医药出版社，2016．

[11] 王效杰，徐国成．人体解剖学［M］．北京：中国医药科技出版社，2015．

[12] 羊惠君．实用人体解剖彩色图谱［M］．第 2 版．北京：人民卫生出版社，2016．

[13] 薛耀明，肖海鹏．内分泌与代谢病学［M］．广东：广东科技出版社，2018．

[14] 侯勇，郭兵．生理学［M］．第 1 版．北京：人民卫生出版社，2016．

[15] 高明灿，张义伟．生理学［M］．第 4 版．北京：中国科学技术出版社．2016．

[16] 郭兵．生理学实验指导与习题集［M］．第 1 版．北京：中国科学技术出版社．2016．

[17] 王庸晋，宋国华等．内科学［M］．第 1 版．北京：人民卫生出版社，2014．

[18] 陈孝平，汪建平等．外科学［M］．第 8 版．北京：人民卫生出版社，2013．

[19] 中华医学会内分泌学分会．甲状腺疾病诊治指南［J］．中华内科杂志，2007，10，46（10）：876 – 882．

[20] 段满乐．生物化学检验［M］．第 3 版．北京：人民卫生出版社，2011．

[21] 府伟灵，徐克前．临床生物化学检验［M］．第 5 版．北京：人民卫生出版社，2012．

[22] 郑铁生，鄢盛恺．临床生物化学检验［M］．第 2 版．北京：中国医药科技出版社，2010．

[23] 刘成玉，罗春丽．临床检验基础［M］．第 5 版．北京：人民卫生出版社，2012．

[24] 张秀明，黄宪章，曾方银．临床生化检验诊断学［M］．北京：人民卫生出版社，2012．

[25] 周新，除植光．临床生物化学和生物化学检验［M］．第 3 版．北京：人民卫生出版社，2003．

[26] 周新，府伟灵．临床生物化学与检验［M］．第 4 版．北京：人民卫生出版社，2007．

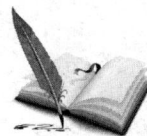

［27］徐克前，李艳．临床生物化学检验［M］．武汉：华中科技大学出版社，2014.

［28］张秀明．临床生化检验诊断学［M］．北京：人民卫生出版社，2013.

［29］王庸晋．现代临床检验学［M］．第2版．北京：人民军医出版社，2007.

［30］万学红，卢雪峰．诊断学［M］．第8版．北京：人民卫生出版社，2013.

［31］Lawrence A. Kaplan，Amadeo J Pesce. Clinical Chemistry Theory，Analysis Correlation［M］. 5th ed. London：Mosby，2010.

［32］Carl A Burtis，Edward R Ashwood，David E Bruns. Tietz Textbook of Clinical Chemistry and Molecular Diagnostics［M］. 4th ed. Elsevier Health，2006.

［33］王吉耀．内科学［M］．第2版．北京：人民卫生出版社，2011.

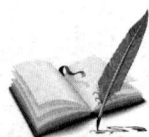